Carolin Marie Keller

Beta-Glucan im Sport

Beta-Glucan-Supplementation zur Prävention von oberen Atemwegsinfektionen bei gesunden erwachsenen Ausdauersporttreibenden

Die vorliegende Arbeit wurde am 19.06.2023 zur Erlangung des akademischen Abschlusses Bachelor of Science an der Hochschule Fresenius eingereicht.

Inhaltsverzeichnis

Abkürzungsverzeichnis

BG	Beta-Glucan
COPD	Chronisch obstruktive Lungenerkrankung
COVID-19	Coronavirus-Krankheit
CR3	Komplementrezeptor 3
HIV	Humanes Immundefizienz-Virus
ICTRP	International Clinical Trials Registry Platform
IG	Interventionsgruppe
IgA	Immunglobulin A
LacCer	Lactosylceramidrezeptor
NEM	Nahrungsergänzungsmittel
NKCA	Natural Killer Cell Activity
NK-Zellen	Natürliche Killerzellen
PG	Placebogruppe
PHA-LP	Phytohämagglutinin-stimulierte Lymphozytenproliferation
PMN-RBA	Polymorphonukleare Respiratorische Explosionsaktivität
POMS	Profile of Mood States
RCT	Randomised Controlled Trial
SARS-CoV-2	Coronavirus
SE	Standardabweichung
SR	Scavenger-Rezeptor
TLR	Toll-like-Rezeptor
URTI	Upper Respiratory Tract Infection
WHO	World Health Organization

Tabellenverzeichnis

Abbildungsverzeichnis

Zusammenfassung

Zweck:

Eine Vielzahl von Studien konnte beobachten, dass Beta-Glucane eine immunmodulierende Wirkung aufweisen. Inwieweit sich die Einnahme von Beta-Glucan-Supplementen unterschiedlichen Ursprungs speziell auf belastungsinduzierte Infektionen der oberen Atemwege im Ausdauersport auswirkt, ist jedoch noch unklar. Ziel dieser narrativen Übersichtsarbeit ist es, die präventive Wirkung von Beta-Glucanen auf die Inzidenz, die Dauer und den Schweregrad von oberen Atemwegserkrankungen bei gesunden, erwachsenen Ausdauersporttreibenden zu bewerten.

Methode:

Bei der systematischen Literaturrecherche wurden die Datenbanken PubMed, (MEDLINE), Embase und Cochrane Library durchsucht und sieben randomisiert kontrollierte Studien ausgewählt (N = 728; 18-66 Jahre), welche die Auswirkungen einer Beta-Glucan-Supplementierung auf das Risiko für obere Atemwegsinfektionen im Ausdauersport untersuchten.

Ergebnisse:

In der Mehrheit der Studien konnte die Einnahme von Beta-Glucan-Supplementen die Inzidenz, die Dauer und den Schweregrad von oberen Atemwegserkrankungen im Ausdauersport reduzieren. Die Supplementeigenschaften und die Einnahmefaktoren scheinen dabei Auswirkungen auf die Wirksamkeit des Präparats zu haben. Lösliche und unlösliche Beta-Glucane beeinflussen das Immunsystem unterschiedlich stark.

Schlussfolgerung:

Die Ergebnisse weisen auf einen präventiven Effekt von Beta-

Glucanen als wirksames Nahrungsergänzungsmittel für Ausdauersporttreibende hinsichtlich der Infektanfälligkeit für obere Atemwegserkrankungen hin. Aufgrund der Heterogenität der verwendeten Beta-Glucan-Supplemente sowie der begrenzten Anzahl an inkludierten Studien sollte zwischen Präparaten unterschiedlichen Ursprungs differenziert werden. Der Einfluss der Supplementeigenschaften und der Einnahmeumstände sollte in zukünftigen Studien weiterführend untersucht werden.

Schlüsselwörter:
Infektion der oberen Atemwege, Infektionsrisiko, Ausdauersport, Beta-Glucan, Nahrungsergänzung

Abstract

Purpose:

A variety of studies have observed that beta-glucans have an immunomodulating effect. However, the extent to which the intake of beta-glucan supplements of different origins specifically affects exercise-induced upper respiratory tract infections in endurance sports is still unclear. The aim of this narrative review is to evaluate the preventive effect of beta-glucans on the incidence, duration, and severity of upper respiratory tract infections in healthy adult, endurance athletes.

Method:

A systematic literature search was conducted in the PubMed (MEDLINE), Embase, and Cochrane Library databases, selecting seven randomized controlled trials (N = 728; 18-66 years) that investigated the effects of beta-glucan supplementation on the risk of upper respiratory tract infections in endurance sports.

Results:

In the majority of studies, the intake of beta-glucan supplements was found to reduce the incidence, duration, and severity of upper respiratory tract infections in endurance sports. The properties of the supplements and intake factors appear to influence the effectiveness of the supplement. Soluble and insoluble beta-glucans have varying effects on the immune system.

Conclusion:

The results indicate a preventive effect of beta-glucans as an effective dietary supplement for endurance athletes with regard to susceptibility to upper respiratory tract infections. Due to the heterogeneity of the beta-glucan supplements used and the limited number of included studies, differentiation should be made between supplements of different origins. The influence of supplement properties and intake circumstances should be further investigated in future studies.

Key words:
upper respiratory tract infection, risk of infection, endurance sports, beta-glucan, nutritional supplements

1 Einleitung

Erkrankungen der oberen Atemwege (engl. upper respiratory tract infection [URTI]) werden meist durch virale Erreger verursacht und kennzeichnen sich klinisch durch charakteristische Symptome wie Halsschmerzen, Husten und eine laufende Nase (Thomas & Bomar, 2022). Die Allgemeinbevölkerung erleidet zwischen zwei und vier solcher Infektionen jährlich, wobei die wirtschaftliche Belastung allein in den USA schätzungsweise fast 40 Milliarden Dollar umfasst (Fendrick, Monto, Nightengale & Sarnes, 2003; Zhong, Liu, Lu & Xu, 2021). Neben der Kälteexposition, welche die Inzidenz für URTIs in den Wintermonaten erhöht, zählen auch intensive Trainingsbelastungen im Ausdauersport als Risikofaktor (Breitbart, Gärtner, Wolfarth & Meyer, 2017; Mourtzoukou & Falagas, 2007). Während eine moderate körperliche Aktivität in Kreisen des Freizeitsports in einer verminderten Infektanfälligkeit mündet, berichten Sporttreibende bei höheren Trainingsintensitäten von einem gehäuften Auftreten von URTIs (Matthews, Ockene, Freedson, Rosal, Merriam & Hebert, 2002). Dafür ursächlich ist eine belastungsinduzierte **Immunsuppression** (Breitbart et al., 2017). Diese vorrübergehende Unterdrückung des Immunsystems resultiert meist in einer erhöhten URTI-Inzidenz bei Ausdauersporttreibenden (Breitbart et al., 2017).

Heute gilt es als anerkanntes Wissen, dass es eine synergistische Beziehung zwischen dem Ernährungszustand eines Menschen und seiner Gesundheit gibt (Scrimshaw, 2003). Damit beeinflusst die Ernährung, wenn auch nur als einer von vielen miteinander in Wechselwirkung stehenden Faktoren, die Anfälligkeit für infektiöse Erkrankungen (Scrimshaw, 2003). Erste Forschungen zur **Immunnutrition**, der Beeinflussung des Immunsystems über die Ernährung, beschäftigten sich vornehmlich mit der Bestimmung einer optimalen Nährstoffzusammensetzung, wobei verschiedene Nahrungsergänzungsmittel (NEM) zunehmend an Aufmerksamkeit erlangen (Vetvicka, Vannucci, Sima & Richter, 2019). Unter den bekannten Immunstimulanzien scheinen Beta-Glucane, eine heterogene Gruppe unverdaulicher Ballaststoffe, die höchste biologische Wirkung zu haben (Vetvicka und Vetvickova, 2014). Beta-Glucane kommen als Bestandteil pflanzlicher Zellwände in den Getreidearten Hafer und Gerste, aber auch in Hefen, Pilzen, Algen und Bakterien vor (Ciecierska et al., 2019). Sie bestehen aus miteinander verknüpften Glucose-Einheiten, die sich entweder linear aneinanderreihen oder aber Verzweigungen untereinander aufzeigen (Mah, Kaden, Kelley & Liska, 2020a). Auf diese Weise entstehen lange Kohlenhydratketten, die auch als **Polymere** bezeichnet werden (Ciecierska et al., 2019). Die Beta-Glucane der beiden Getreidearten sind aufgrund ihrer linearen Struktur wasserlöslich, während die Beta-Glucane mit Ursprung aus Hefen, Pilzen und Algen unlöslich sind (Sima, Vannuci & Vetvicka, 2018). Die Art der Bindung nimmt dabei auch Einfluss auf die biologische Aktivität des Polysaccharids (Ciecierska et al., 2019). Allgemein wird den Beta-Glucanen eine Reihe an positiven gesundheitlichen Vorteilen nachgesagt (Ciecierska et al., 2019). Neben antientzündlichen, antioxidativen und antikanzerogenen Effekten ist insbesondere die immunmodulierende Wirkung hervorzuheben (Ciecierska et al., 2019; Nakashima, et al., 2018). Einige Beta-Glucane sind in Abhängigkeit ihrer molekularen Struktur in der Lage, das menschliche Abwehrsystem zu stimulieren (Ciecierska et al., 2019). Über die Interaktion mit bestimmten Oberflächenrezeptoren der Immunzellen werden immunologische Reaktionen in Gang gesetzt (Ciecierska et al., 2019). Diese Wechselwirkung befähigt die Beta-Glucane, die belastungsinduzierte Immunsuppression zu verringern und infolgedessen das URTI-Risiko zu reduzieren (Chan, Chan & Sze, 2009). Ziel dieser narrativen Übersichtsarbeit ist es, die präventive Wirkung von unterschiedlichen Beta-Glucan-Supplementen auf die Inzidenz, die Dauer und den Schweregrad von URTIs zu bewerten. Darüber hinaus soll eine Beurteilung des Einflusses verschiedener Supplementeigenschaften und Einnahmeumstände auf die Wirksamkeit des Präparats erfolgen. Das Aufzeigen von bestehenden Forschungslücken dient der Entwicklung von Vorschlägen für weiterführende Untersuchungen. Auf diese Weise sollen Defizite des aktuellen Kenntnisstands zukünftig behoben werden.

1.1 Historischer Hintergrund und kurze Darstellung des Forschungsstandes

Jeder Sporttreibende erleidet im Jahr durchschnittlich drei Infektionen der oberen Atemwege, die im Schnitt über eine Dauer von fünf Tagen bis zum Eintritt der Genesung anhalten (Breitbart et al., 2017). Sportartenübergreifend sind 6-17% der Wettkampfteilnehmenden während ihrer Trainingsphase von einer akuten Infektion betroffen (Breitbart et al., 2017). Dabei manifestiert sich die Hälfte dieser Infektionen in den oberen Atemwegen (Breitbart et al., 2017). Erkrankungen des oberen Respirationstrakts sind neben auftretenden Sportverletzungen der zweithäufigste Grund für eine Trainingspause (Breitbart et al., 2017). Eine epidemiologische Studie an 4 926 Marathonlaufenden kam zu dem Ergebnis, dass das Infektionsrisiko während der Wettkampfvorbereitungen sowie nach der Teilnahme an einem Marathonlauf deutlich erhöht ist (Nieman, Johanssen, Lee & Arabatzis, 1990). Das Erleiden einer akuten Infektion kann aufgrund einer erhöhten Anzahl an verpassten Trainingstagen zu einer verminderten Leistung am Wettkampftag führen und unter Umständen sogar die Teilnahme an einem Turnier verhindern (Schwellnus et al., 2016). Die Minderung der Trainingsleistung nach der vollständigen Genesung kann dabei bis zu vier Tage andauern (Schwellnus et al., 2016). In Anbetracht dieser Tatsache wird die präventive Wirkung verschiedener NEM untersucht. Bevor die Beta-Glucane als eigene Substanzklasse identifiziert wurden, verwendeten Praktizierende der traditionellen chinesischen Medizin bereits verschiedene Pilze zur Stärkung des Immunsystems (Stier, Ebbeskotte & Gruenwald, 2014). Seit 1980 finden die Beta-Glucane in Japan Einsatz bei der Krebstherapie (Novak & Vetvicka, 2008). Insbesondere den Pilz-Beta-Glucanen wird eine antikanzerogene Wirkung nachgesagt, weshalb sie im Rahmen der Begleittherapie von chemischen Krebsbehandlungsverfahren im Fokus der Forschung stehen (Ciecierska et al., 2019). Eine systematische Übersichtsarbeit von Steimbach et al. (2021) kam zu dem Ergebnis, dass die zusätzliche Verabreichung von Beta-Glucanen begleitend zur Chemo- oder Strahlentherapie eine Reduktion der Immunsuppression bewirkte. Darüber hinaus wurde bei den krebserkrankten Studienteilnehmenden die Regeneration der Anzahl an Leukozyten beschleunigt (Steimbach et al., 2021). In folgendem Abschnitt werden weitere Erkenntnisse zur Beta-Glucan-Supplementierung, speziell zu Zwecken der URTI-Prävention, dargestellt.

1.2 Relevanz des Themas für das Fachgebiet Gesundheit und Prävention

Leistungsorientierte Sporttreibende bereiten sich meist lange und intensiv auf den für sie entscheidenden Tag vor. Eine Verhinderung der Wettkampfteilnahme durch das Erleiden einer akuten Infektion bedeutet für sie Wochen an zeitintensivem Training, ohne letztliche Aussicht auf den angestrebten Erfolg. Aus diesem Grund ist die Erforschung präventiver Maßnahmen insbesondere für Wettkampfteilnehmende von hoher Relevanz. In diesem Zusammenhang soll neben dem Erhalt der allgemeinen Gesundheit zusätzlich die Bewahrung des körperlichen Wohlbefindens sowie der Lebensqualität der Sporttreibenden gewährleistet werden. Die Unterstützung des Immunsystems über die Ernährung, auch bekannt unter dem Begriff Immunnutrition, ist eine mögliche Strategie, um das Ausmaß des physiologischen Stresses und dem damit verbundenen URTI-Risiko zu reduzieren (Nieman, 2008). Neben den bekannten Nahrungsergänzungsmitteln Curmin, Quercitin und Glutamin, zählen Beta-Glucane zu den am häufigsten untersuchten NEM (Nieman, 2008). Die jüngste Metaanalyse zu dem Thema fasst die Erkenntnisse über die Auswirkungen von Hefe-Beta-Glucanen zur URTI-Prävention zusammen (Zhong et al., 2021). Die systematische Übersichtsarbeit beschränkte sich dabei auf die Wirksamkeitsbeurteilung von Hefe-Beta-Glucanen bei Erwachsenen im Allgemeinen. Es ergibt sich eine Forschungslücke, die mithilfe dieses narrativen Reviews behoben werden soll. Nach derzeitigem Kenntnisstand existiert keine Übersichtsarbeit, die sich mit dem Vergleich möglicher Einflussfaktoren auf die Wirkungsentfaltung beschäftigt. Aus diesem Forschungsdefizit resultiert der Neuigkeitswert dieser Arbeit, welcher in Kapitel 3 detailliert erläutert wird.

2 Theoretischer Hintergrund

In den folgenden Unterkapiteln werden Schlüsselbegriffe sowie relevante Theorien als Grundlage für die weiterführende Auseinandersetzung mit der Thematik der Beta-Glucan- Supplementierung zur URTI-Prävention erläutert. Beginnend mit einer Einsicht in Umfragen zur Rolle des Ausdauersports unter den deutschen Freizeitsporttreibenden wird die Relevanz der Zielgruppe ersichtlich. Zudem wird das klinische Bild der URTIs von Erkrankungen ähnlicher Symptomatik differenziert. Ein Blick auf die verursachten Kosten beleuchtet die URTI-bedingte Belastung des Gesundheitssystems. Darüber hinaus wird der Einfluss der Trainingsintensität auf das Infektionsrisiko in den Kontext verschiedener Theorien eingebettet. In diesem

Zusammenhang wird beschrieben, was bei der physiologischen Reaktion der Immunsuppression auf zellulärer Ebene abläuft. Bezüglich der Beta-Glucane erfolgt ein Einblick in die chemische Struktur und die davon abhängige biologische Aktivität. Vor diesem Hintergrund wird die rezeptorvermittelte Interaktion von Beta-Glucanen mit den Zellen des Immunsystems genauer erläutert.

2.1 Rolle des Ausdauersports unter Freizeitsporttreibenden in Deutschland

Rund 14.3 Millionen Menschen der deutschen Bevölkerung gaben im Jahr 2021 an, mehrmals die Woche Sport zu treiben (Statistisches Bundesamt, 2023a). Bei einer Befragung der Deutschen zu ihren liebsten aktiv betriebenen Sportarten kam heraus, dass unterschiedliche Formen des Ausdauersports zu den beliebtesten körperlichen Aktivitäten zählen (Statistisches Bundesamt, 2022a). Der Umfrage zufolge ist Radfahren mit einem Anteil von 34% die beliebteste praktizierte Sportart, dicht gefolgt vom Joggen mit 29%. Platz drei und vier belegen die Sportarten Walking und Schwimmen mit den Anteilen von 27% und 24%. Im Jahr 2022 gingen in Deutschland circa 30% der Frauen und fast 40% der Männer ab einem Alter von 14 Jahren häufig oder zumindest ab und zu joggen, was insgesamt fast 24 Millionen Laufenden entspricht (Statistisches Bundesamt, 2022b). Eine weitere Befragung zu den sportlichen Aktivitäten nach der Corona-Pandemie ergab, dass sich die Umstände der pandemischen Bedingungen stark auf die Sportgewohnheiten der Deutschen ausgewirkt haben (Statistisches Bundesamt, 2023b). Dabei wurden der Umfrage zufolge besonders häufig Aktivitäten im Freien nachgegangen. Es gaben 37% der Befragten an, in Zukunft häufiger Fahrrad fahren zu wollen, während sich ein Anteil von 14% zum Ziel gesetzt hatte, weiterhin regelmäßiger Joggen zu gehen

(Statistisches Bundesamt, 2023b). Zusammenfassend kann aus den Umfragen geschlossen werden, dass Ausdauersportarten für die deutsche Allgemeinbevölkerung eine besondere Rolle in der persönlichen Freizeitgestaltung einnehmen. Sie scheinen eine beliebte und weit verbreitete Form zu sein, die eigene körperliche Fitness zu erhalten.

2.2 Klinik der oberen Atemwegsinfektionen

Infektionen der oberen Atemwege werden im allgemeinen Sprachgebrauch oft als Erkältung bezeichnet. Sie sind von den Erkrankungen der unteren Atemwege, also der Bronchien und Lungen, zu unterscheiden (Thomas et al., 2022). URTIs betreffen die oberen Teile des Atmungssystems, darunter Nase, Nasennebenhöhlen, Rachen und Kehlkopf. Zu den akuten Infektionen der oberen Atemwege gehören die **Rhinitis** (Nasenschleimhautentzündung), **Sinusitis** (Nasennebenhöhlenentzündung), **Pharyngitis** (Entzündung des Rachens), **Laryngitis** (Kehlkopfentzündung) sowie **Tonsillitis** (Mandelentzündung) (Zhong et al., 2021). Klinisch manifestiert sich eine URTI in Form von Symptomen wie Husten, Halsschmerzen, einer laufenden oder verstopften Nase, Niesen, Kopfschmerzen und Fieber. URTIs können durch Viren und Bakterien ausgelöst werden, wobei der Anteil an durch Bakterien ausgelösten Infektionen nur knapp 15% beträgt (Thomas et al., 2022). Der Großteil ist auf virale Erreger zurückzuführen (Thomas et al., 2022). Fast 80% aller Atemwegsinfektionen werden durch das **Rhinovirus** verursacht (Thomas et al., 2022). Die Beschwerden halten normalerweise über einen Zeitraum von 7-10 Tagen an, können in Einzelfällen aber auch bis zu drei Wochen andauern (Thomas et al., 2022). Differentialdiagnostisch sind URTIs von der **allergischen Rhinitis**, der **chronisch obstruktiven Lungenerkrankung,** der **grippalen Influenza** sowie den unteren Atemwegserkrankungen **Bronchitis** und **Pneumonie** abzugrenzen (Thomas et al., 2022).

2.3 Finanzielle Belastung des Gesundheitssystems

Das häufige Auftreten von URTIs kann eine erhebliche Belastung für das Gesundheitssystem darstellen (Fendrick et al., 2003). Akute Infektionen erfordern häufig Arztbesuche inklusive medizinischer Versorgung (Fendrick et al., 2003). Dabei erzeugen diagnostische Untersuchungen, medikamentöse Behandlungen und unter Umständen sogar Krankenhausaufenthalte direkte Kosten (Fendrick et al., 2003). Hinzu kommen indirekt verursachte Kosten durch Arbeitsausfälle (Fendrick et al., 2003). Einer Studie zufolge umfasst die jährlich aufkommende finanzielle Belastung in den Vereinigten Staaten, allein durch nicht-Influenza-bedingte virale URTIs, schätzungsweise fast 40 Milliarden Dollar (Fendrick et al., 2003). Die Gesamtbelastung setzt sich aus knapp 17 Milliarden Dollar direkten Kosten durch die Nutzung von Gesundheitsressourcen und 22.5 Milliarden Dollar indirekten Kosten durch Produktivitätsverluste in der Arbeitswelt zusammen (Fendrick et al., 2003). Die Investition in präventive Interventionen, wie die Beta-Glucan-Supplementierung, könnte sich langfristig als sinnvolle Maßnahme erweisen, um URTI-bedingte Krankheitskosten zu reduzieren und somit die finanzielle Belastung des Gesundheitssystems zu senken.

2.4 Einfluss der Belastungsintensität auf das Infektionsrisiko

Sporttreibende, die sich hochintensiven Belastungen aussetzen, erleiden deutlich häufiger URTIs als Freizeitsporttreibende, die mit moderater Intensität trainieren (Moreira, Delgado, Moreira & Haahtela, 2009). Dieser Zusammenhang zwischen Belastungsintensität und Infektionsrisiko lässt sich in Form einer J-Kurve darstellen, die erstmals 1995 von Nieman skizziert wurde (siehe Abbildung A1). Die Hypothese der J-Kurve wurde auf Grundlage von Ergebnissen aus früheren Beobachtungsstudien entwickelt (Moreira et al., 2009). Nach dieser Theorie sinkt das Erkrankungsrisiko mit zunehmender körperlicher Aktivität auf ein Minimum und steigt anschließend bei hohen Belastungsreizen wieder an (Nieman, 1995). Der Anstieg geht dabei sogar über den Ausgangswert des durchschnittlichen Erkrankungsrisikos bei minimaler körperlicher Aktivität hinaus (Nieman, 1995). Das J-förmige Kurvenmodell wurde im Nachhinein von Moreira et al. (2009) überabeitet und den Erkenntnissen neuerer Forschungsergebnisse angepasst (siehe Abbildung A2). Es wurde dem zuvor zweidimensionalen Koordinatensystem von Nieman (1995) eine dritte Achse hinzugefügt, die neben der Belastungsintensität zusätzlich den Einfluss des Trainingszustandes miteinbezieht (Moreira et al., 2009). Dieser erweiterten Theorie entsprechend relativiert sich bei Spitzensporttreibenden mit einem höheren Leistungsstand der negative Effekt intensiver körperlicher Aktivität auf das Infektionsrisiko in Richtung einer abflachenden Kurve. Ein inhaltlich analoges Modell, welches auch den Faktor des Leistungsniveaus einbezieht, ist die erweiterte Darstellung einer S-förmigen Kurve (Breitbart et al., 2017; Schwellnus et al., 2016) (siehe Abbildung A3). Zusammenfassend beschreibt die J-Kurve den Zusammenhang bei Sporttreibenden ausgehend von einem mittleren Leistungsniveau, während das dreidimensionale Modell sowie das S-förmige Kurvenmodell zusätzlich den Effekt bei Sporttreibenden mit einem hohen Leistungsstand berücksichtigt.

Auf zellulärer Ebene ergeben sich die verschiedenen Kurvenmodelle aus dem beobachteten Phänomen der sogenannten Immunsuppression. Die Unterdrückung des körpereigenen Immunsystems ist durch eine vorrübergehend reduzierte Abwehrkraft gekennzeichnet (Shaw, Merien, Braakhuis & Dulson, 2018). Ausgelöst wird eine zeitweilig verminderte Immunantwort durch hohen physiologischen Stress, wie es beim Absolvieren einer intensiven Trainingseinheit der Fall ist (Shaw et al., 2018). In diesem Zusammenhang wird von einer belastungsinduzierten Immunsuppression gesprochen. Neben dieser bewegungsbedingten reduzierten Immunabwehr ist das erhöhte Infektionsrisiko multifaktoriellen Ursprungs (Cicchella, Stefanelli & Massaro, 2021). Ein weiterer Einflussfaktor ist die Umgebung, denn diese beeinflusst die Exposition gegenüber Krankheitserregern maßgeblich (Cicchella et al., 2021). Kalte Temperaturen verstärken die bewegungsbedingte Immunsuppression zusätzlich (Cicchella et al., 2021; LaVoy, McFarlin & Simpson, 2011). Wintersporttreibenden neigen durch die hohe Kälteexposition zu einer höheren Infektanfälligkeit als es bei Sportarten unter milden Temperaturen der Fall wäre (LaVoy et al., 2011). Bei Ausdauersporttreibenden steigt die Anzahl an Atemwegsinfektionen, wie bei der Allgemeinbevölkerung auch, während der Wintermonate an (Breitbart et al., 2017). Neben der höheren Inzidenz zur kalten Jahreszeit wird auch ein höherer Schweregrad der Atemwegserkrankungen beobachtet (Mourtzoukou et al., 2007). Darüber hinaus spielen auch das Geschlecht, das Alter, genetische Faktoren und das Leistungsniveau eine Rolle, wobei die genaue Wechselwirkung der einzelnen Einflussfaktoren komplex ist (Cicchella et al., 2021).

Auf dem beobachteten Phänomen der Immunsuppression basiert die Open-Window-Theorie, welche auf der Hypothese gründet, dass intensive körperliche Verausgabung vorrübergehend eine erhöhte Infektanfälligkeit induziert (Breitbart et al., 2017). Die Angabe des Zeitraums des auftretenden Open-Window-Effekts ist in verschiedenen Literaturquellen unterschiedlich. Der Zeitraum variiert in Abhängigkeit davon, welche Veränderungen auf zellulärer Ebene als eine Immunsuppression definiert werden. Nach Nieman (1997) handelt es sich um einen Zeitraum von 3-12 Stunden nach intensiver Ausdauerübung. Andere Übersichtsarbeiten sprechen von einer Dauer von 3-72 Stunden (Nieman, 2008; Schwellnus et al., 2016). Epidemiologische Daten deuten darauf hin, dass der Einfluss des Open-Window-Effekts sogar über eine Zeitspanne von 1-2 Wochen nach einem Wettkampf anhalten kann (Nieman, 1995; Nieman, 2000). Auf zellulärer Ebene ist eine belastungsbedingte Immunsuppression durch eine erniedrigte Anzahl an Lymphozyten und eine verminderte **oxidative Burst-Aktivität** – sprich einer reduzierten Freisetzung von reaktiven Sauerstoffradikalen – gekennzeichnet (Moreira et al., 2009). Auch eine verringerte Aktivität der natürlichen Killerzellen (NK-Zellen), erniedrigte Schleimhaut-Immunglobulinspiegel, eine beeinträchtigte Phagozytose sowie eine reduzierte neutrophile Funktion sind Anzeichen für eine vorliegende Immunsuppression (Moreira et al., 2009). Längere und hochintensive Trainingsbelastungen können unter Umständen in einem chronischen Übertraining-Syndrom münden, wobei es zu subklinischen immunologischen Veränderungen kommen kann (Schwellnus et al., 2016) Diese Veränderungen können vorerst asymptomatisch ablaufen, wobei sie im Zusammenhang mit einer erhöhten Infektanfälligkeit stehen (Schwellnus et al., 2016). Der strukturelle Aufbau der Beta-Glucane und deren Interaktion mit den Immunzellen wird in den folgenden beiden Unterkapiteln genauer erläutert.

2.5 Molekulare Struktur und biologische Aktivität der Beta-Glucane

Beta-Glucane sind eine heterogene Klasse von Ballaststoffen und zählen damit zur Gruppe der **Präbiotika** (Ciecierska et al., 2019). Sie sind Bestandteil pflanzlicher Zellwände und kommen in den Getreidearten Hafer und Gerste, aber auch in Hefen, Pilzen, Algen und Bakterien vor (Mah et al., 2020a). Beta-Glucane bestehen aus Aneinanderreihungen von Kohlenhydratketten, den sogenannten **Polysacchariden**, welche wiederum aus einer Vielzahl an einzelnen D-Glucose-Molekülen zusammengesetzt sind (Ciecierska et al., 2019). Diese sind durch sogenannte **glykosidische Bindungen** miteinander verknüpft (Mah et al., 2020a). Dabei gibt die Zahl dieser Bindungen die genaue Lokalisierung der Verknüpfung an. Die Nummer steht für das jeweilige C-Atom des Glucose-Monomers, welches an der Verbindung beteiligt ist. Es werden drei Bindungsarten zwischen den einzelnen Glucose-Einheiten unterschieden: Den ß-(1.3)-, ß-(1.4)- und ß-(1.6)-Bindungen (Stier et al., 2014). Die Beta-Glucane unterscheiden sich je nach Ursprung in ihrer molekularen Struktur, da durch unterschiedliche Art der Verknüpfungen der einzelnen Glucose-Einheiten verschiedene Löslichkeitseigenschaften entstehen (Nieman, 2008) (siehe Abbildung B1). Im allgemeinen Sprachgebrauch werden die Beta-Glucane oft den löslichen Ballaststoffen zugeordnet. Damit sind jedoch meist die Getreide-Beta-Glucane gemeint. Diese setzen sich aus langen linearen Glucose-Ketten zusammen, welche in erster Linie durch ß-(1.4)-Verbindungen als auch durch ß-(1.3)-Verbindungen verknüpft sind (Du, Meenu, Liu & Xu, 2019; Sima et al., 2018). Im Gegensatz dazu haben die Beta-Glucane aus Hefen, Pilzen und Algen zusätzlich ß-(1.6)-Verzweigungen, welche die einzelnen Ketten miteinander verbinden (Du et al., 2019). Die verzweigten Beta-Glucane aus Hefen, Pilzen und Algen sind aus diesem Grund unlöslich (Sima et al., 2018). Neben dem Einfluss auf die Löslichkeit hat die Art der Bindung auch einen Effekt auf andere molekulare Eigenschaften, welche wiederum die biologische Aktivität des Polymers bestimmen (Ciecierska et al., 2019). Allgemein wird den Beta-Glucanen eine Vielzahl an vorteilhaften gesundheitlichen Eigenschaften nachgesagt (Ciecierska et al., 2019) (siehe Abbildung B2). Jedoch sind nicht alle Beta-Glucane in der Lage, Immunreaktionen zu modulieren (Stier et al.,

2014) (siehe Abbildung B3). Während die unlöslichen Beta-Glucane für ihre immunstimulierende Wirkung bekannt sind, zählen zu den charakteristischen Effekten der löslichen Beta-Glucane beispielsweise die Senkung des Cholesterinspiegels sowie der Blutglucosekonzentration (Ciecierska et al., 2019). Dadurch kann das Risiko für Herz-Kreislauferkrankungen und Stoffwechselerkrankungen wie Diabetes Mellitus Typ 2 reduziert werden (Mah et al., 2020a; Stier et al., 2014). Im folgenden Abschnitt findet eine genauere Erläuterung der Interaktion der Beta-Glucane mit den Zellen des menschlichen Immunsystems statt.

2.6 Einfluss von Beta-Glucanen auf das Immunsystem

Beta-Glucane stimulieren verschiedene Zellen des Immunsystems, indem sie sich an spezifische Rezeptoren auf der Zelloberfläche binden und auf diese Weise für eine Aktivierung der Immunantwort sorgen (Ciecierska et al., 2019) (siehe Abbildung B3). Damit gehören sie zur Klasse der **Immunmodulatoren**, welche eine Gruppe von Substanzen beschreibt, die in der Lage sind, mit den Zellen des Immunsystems zu interagieren (Vetvicka et al., 2019). Laut einer Vergleichsstudie von Vetvicka et al. (2014) zeigten Beta-Glucane unter den Immunstimulanzien die höchste biologische Wirkung und nehmen damit eine besondere Rolle in der Forschung ein. Der immunmodulierende Effekt von Beta-Glucanen hängt von der Interaktion mit unterschiedlichen Zellrezeptoren auf der Oberfläche von Immunzellen ab (Akramiene, Kondrotas, Didziapetriene & Kevelaitis, 2007). Zu den Rezeptoren zählen der **Dectin-1-Rezeptor**, der **Toll-like-Rezeptor** (TLR), der **Lactosylceramidrezeptor** (LacCer), der **Komplementrezeptor 3** (CR3) sowie der **Scavenger-Rezeptor** (SR) (Kim, Hong, Kim & Han, 2011). Bei ihnen handelt es sich um sogenannte Mustererkennungsrezeptoren, welche der Identifizierung und Opsonierung von unbekannten Mikroorganismen durch Zellen des angeborenen Immunsystems dienen (Kim et al., 2011). Die genannten Rezeptoren sind auf der Oberfläche einer Vielzahl von Immunzellen zu finden, darunter Makrophagen, Monozyten, dendritische Zellen, Neutrophile, Natürliche Killerzellen und T-Lymphozyten (Chan et al., 2009; Nieman, 2008). Auf diese Weise wird die angeborene als auch die adaptive Immunreaktion moduliert, wie in Abbildung B3 dargestellt (Chan et al., 2009). Der Dectin-1-Rezeptor scheint dabei am stärksten an der Erkennung von löslichen Beta-Glucanen beteiligt zu sein (Brown & Gordon, 2005). Er vermittelt eine Vielzahl an immunologischen Reaktionen wie der Phagozytose, Endozytose und der Freisetzung von **reaktiven Sauerstoffspezies** (Brown et al., 2005). Zudem regt er die Sekretion von pro-inflammatorischen Zytokinen an, darunter Tumornekrosefaktor-alpha, Interleukin 6, 10 & 12 (Brown et al., 2005). Zusammenfassend lässt sich sagen, dass Beta-Glucane in der Lage sind, mit unterschiedlichen Zellen des Immunsystems zu interagieren und die Immunantwort auf diese Weise zu beeinflussen. Auf dieser Grundlage basiert die Annahme dieser Übersichtsarbeit, dass isolierte Beta-Glucan-Präparate einen positiven Effekt auf das UTRI-Risiko haben, indem sie die belastungsinduzierte Immunsuppression durch eine Stimulation der Immunzellen reduzieren.

3 Zielsetzung der Arbeit

Die Zielsetzung als Kern dieser Arbeit war richtungsweisend bei der Formulierung der Forschungsfrage. Die bislang durchgeführten Studien weisen eine hohe Variabilität hinsichtlich der verwendeten Präparate, Dosierungen und Einnahmespannen auf. Aktuell existiert keine Übersichtsarbeit, die sich mit der Gegenüberstellung der Einflussfaktoren auf die Wirksamkeit des Präparats beschäftigt. Der Erkenntnisgewinn ergibt sich aus dem Vergleich verschiedener Supplementeigenschaften sowie Einnahmeaspekte. Dabei erfolgt keine Beschränkung auf Beta-Glucane nur eines Ursprungs. Zudem fokussiert sich diese Arbeit ausschließlich auf Ausdauersporttreibende. Letztendlich wird anhand der gewonnenen Erkenntnisse eine Einnahmeempfehlung entwickelt. Auf diese Weise soll die im Kapitel 1.2 aufgezeigte Forschungslücke bestmöglich behoben werden. Aus diesem Anliegen leiten sich die folgenden Zielformulierungen ab. Als übergeordnetes Ziel wurde die Bewertung der präventiven Wirkung von verschiedenen Beta-Glucan-Supplementen auf die Inzidenz, die Dauer und den Schweregrad von URTIs bei gesunden, erwachsenen Ausdauersporttreibenden definiert. Im Zuge des nebengeordneten Ziels erfolgt eine Beurteilung des Einflusses verschiedener Einnahmefaktoren, sprich Dosierung, Darreichungsform etc. auf die Supplementwirksamkeit. Neben der Behebung der beschriebenen Forschungslücke sollen ferner existierende Defizite im aktuellen Forschungsstand aufgezeigt werden, um Anregungen für zukünftige empirische Forschungen zu schaffen.

3.1 Forschungsfrage und Nebenfragestellung

Aus der Zielsetzung ergeben sich eine Haupt- sowie eine Nebenfragestellung. Aus dem übergeordneten Ziel resultiert folgende Hauptforschungsfrage: **Kann die präventive Einnahme von Beta-Glucan-Supplementen zur Verringerung der Inzidenz, der Dauer und des Schweregrades von oberen Atemwegsinfektionen bei gesunden, erwachsenen Ausdauersporttreibenden beitragen?** Zur tieferen Auseinandersetzung mit der Forschungsfrage erfolgt ein Vergleich verschiedener Supplementeigenschaften als auch Einnahmeaspekte. Dabei wird beurteilt, ob und welche der Faktoren einen Einfluss auf die Wirksamkeit des Supplements haben. Daraus resultiert folgende Nebenfragestellung dieser Übersichtsarbeit: **Haben die Supplementeigenschaften sowie die Einnahmefaktoren einen Einfluss auf die Wirksamkeit von Beta-Glucan-Supplementen zur Prävention von URTIs?**

4 Methodisches Vorgehen

In den folgenden Abschnitten wird der Prozess der systematischen Literaturrecherche, beginnend mit einer Begründung für die Entscheidung für eine Literaturarbeit, dargestellt. Dabei wird auf die Vorbereitung der Recherche durch die vorherige Definition von Ein- und Ausschlusskriterien eingegangen. Die Entwicklung einer spezifischen Suchsyntax mithilfe des Pico-Formats für evidenzbasierte Medizin diente dabei der Unterstützung bei der anschließenden Studienauswahl.

4.1 Begründung der Entscheidung für eine Literaturarbeit

Bei dieser Literaturarbeit handelt es sich um eine Sekundärforschung in Form eines narrativen Reviews. In Anbetracht des systematischen Vorgehens bei der Literaturrecherche weist das narrative Review teilweise den Charakter eines systematischen Reviews auf. Jedoch kann aufgrund der begrenzten Anzahl an inkludierten Studien keine umfassende Zusammenfassung des aktuellen Wissensstandes zu dem Thema gewährleistet werden. Neben der Erörterung der Forschungsfrage dieser Arbeit soll das Aufdecken von bestehenden Wissensdefiziten dazu dienen, Vorschläge für weiterführende empirische Forschungen zu entwickeln. Es wurde sich für eine Literaturarbeit entschieden, da es im Rahmen einer einzelnen empirischen Forschungsarbeit nicht möglich wäre, die Defizite des aktuellen Kenntnisstandes im gewünschten Umfang aufzudecken. Zudem liegen zur Beantwortung der Hauptforschungsfrage bereits ausreichend verfügbare Daten früherer Untersuchungen vor, weshalb keine Notwendigkeit einer erneuten Datenerhebung besteht. Im Zuge der Sekundärforschung kann außerdem eine deutlich tiefere Auseinandersetzung mit der Thematik erfolgen, was zur Beantwortung beider Forschungsfragen unabdinglich ist.

4.2 Vorbereitung der Literaturrecherche

Vor Beginn der Literaturrecherche wurden Ein- und Ausschlusskriterien für die spätere Auswahl der Studien definiert. Die verwendeten Kategorien (A) bis (E) ergaben sich dabei aus dem PICO-Schema für evidenzbasierte Medizin, in Anlehnung an Straus, Richardson, Glasziou & Haynes (2010). Sie bezogen sich damit auf: (A) die **Zielgruppe (Patient)**: gesunde erwachsene Ausdauersporttreibende; (B) die **Intervention (Intervention)**: Beta-Glucan- Supplementierung; (C) den **Vergleich** als Referenz zur durchgeführten Intervention **(Comparison)**: Beta-Glucan-Interventionsgruppe und Kontroll- bzw. Placebogruppe und auf (D) die **Ergebnisse (Outcomes)**: Inzidenz, Dauer und Schweregrad von URTIs. Eine weitere Kategorie (E) **Studiendesign (Study Design)**: Bevorzugte Auswahl von randomisiert kontrollierten Studien (RCT) in englischer Sprache, wurde hinzugefügt. Zwecks der Beurteilung von Supplementeigenschaften sowie Einnahmeaspekten mussten entsprechende Informationen zu dem Präparat in den inkludierten Studien notwendigerweise ersichtlich sein. Dies wurde über die Definition eines Einschlusskriteriums in der Kategorie (B) **Intervention** erreicht (siehe Tabelle C). Die detaillierte Auflistung der festgelegten Ein- und Ausschlusskriterien befindet sich in Tabelle C. Anschließend wurde mithilfe des PICO-Schemas eine geeignete Suchsyntax entwickelt. Hierzu wurden zuerst deutsch- sowie englischsprachige themenspezifische Stichwörter gesammelt, welche später als Suchbegriffe dienten (siehe Tabelle 1). Die Begriffe, die für die Recherche verwendet wurden, wurden in drei Gruppen eingeteilt, aus denen sich letztendlich auch die verwendete Suchsyntax zusammensetzte. Diese lauteten: (1) Sporttreibende in Ausdauerdisziplinen; (2) Beta-Glucane und (3) obere Atemwegserkrankungen. Dabei leitet sich Gruppe eins aus der Kategorie „Patient“, Gruppe zwei aus der Kategorie „Intervention“ und Gruppe drei aus der Kategorie „Outcome“ ab. In Tabelle 2 ist dargestellt, wie das PICO-Schema dazu dienen kann, die zuvor notierten Schlagwörter miteinander zu verknüpfen, um daraus eine geeignete Suchsyntax zu entwickeln. Tabelle 2 wurde dabei in Anlehnung an Straus et al. (2010) entworfen. Die booleschen Operatoren dienten dabei der Spezifizierung, um die Trefferquote geeigneter Literatur zu erhöhen. Aus der Kombination der Stichwörter, die den drei genannten Gruppen untergeordnet wurden, hat sich letztendlich folgende Suchsyntax ergeben: (athletes OR endurance sports OR physical activity OR exercise) AND (beta-glucan OR beta glucan OR ß-glucan) AND (upper respiratory tract infection OR cold OR flu OR infection risk). Die vierte Kategorie „Comparison“ wurde bei der Gruppenbildung, und somit auch in der Formulierung der Suchsyntax, außer Acht gelassen. Um die Kategorie trotzdem zu berücksichtigen, beschränkte sich die Auswahl der inkludierten Studien auf einen placebokontrollierten Studienaufbau. Die letzte Kategorie „Study Design“ wurde bei der Literaturrecherche über die Verwendung des entsprechenden Filters einbezogen.

Tabelle 1

Übersicht über deutsch- und englischsprachige Schlüsselbegriffe

Stichwörter/
Key words

Deutschsprachige
Stichwörter:

(1) Sporttreibende in Ausdauerdisziplinen:
„Athleten", „Sporttreibende", „Ausdauersport", „körperliche Aktivität", „Training".

(2) Beta-Glucan:
„Beta-Glucan", „Beta Glucan", „ß-Glucan".

(3) Obere Atemwegserkrankung: „Infektion der oberen Atemwege", „Erkältung", „Grippe", „Infektionsrisiko".

(4) Sonstige:
„Nahrungsergänzung", „Immunernährung", „Immunsystem", „Immunfunktion", „Immunreaktion".

Englischsprachige
Key words:

(1) Athletes with endurance disciplines:
"athletes", "endurance sports", "physical activity", "exercise".

(2) Beta-glucan:
"beta-glucan", "beta glucan", "ß-glucan".

(3) URTI:
"upper respiratory tract infection", "cold", "flu", "infection risk".

(4) Other:
"dietary supplement", "immune nutrition", "immune system", "immune function", "immune response".

Anmerkungen. Die Kategorien der Stichwörter orientieren sich am PICO-Schema für evidenzbasierte Medizin.

Tabelle 2

PICO-Format für evidenzbasierte Medizin

(A) Patient	athletes **OR** endurance sports **OR** physical activity **OR** exercise
AND	
(B) Intervention	beta-glucan **OR** beta glucan **OR** ß-glucan
AND	
(C) Comparison	control group **OR** placebo group
AND	
(D) Outcome	upper respiratory tract infection **OR** cold **OR** flu **OR** infection risk
AND	
(E) Study Design	english-language RCTs

Anmerkungen. Die Tabelle wurde in Anlehnung an Inhalte von Straus et al., (2010) entwickelt.

4.3 Vorgehen bei der Literaturrecherche und Auswahlprozess der Studien

Der Prozess der Literaturrecherche erfolgte im Zeitraum vom 27.03.2023 bis zum 02.04.2023. Die Suche konzentrierte sich dabei bevorzugt auf RCTs, die die Wirkung von unterschiedlichen Beta-Glucan-Supplementen auf die Inzidenz, die Dauer und den Schweregrad von URTIs bei gesunden, erwachsenen Ausdauersporttreibenden untersuchten. Themenrelevante Literatur wurde im Zuge einer systematischen Literaturrecherche in den elektronischen Datenbanken PubMed (MEDLINE), Cochrane Library und Embase sowie dem öffentlich zugänglichen Online-Katalog der Hochschule Fresenius ausfindig gemacht. Zusätzlich wurde der Meta-Studienregister International Clinical Trials Registry Platform (ICTRP) der

Weltgesundheitsorganisation (WHO) verwendet. Ergänzend hat eine händische Literaturrecherche stattgefunden, wobei auch die Suchmaschine Google Scholar herangezogen wurde. Diese erfolgte nach der Methode des Schneeballsystems, wobei die Literaturverzeichnisse sowie Referenzlisten zuvor gesichteter relevanter Literatur nach geeigneten Quellenverweisen durchsucht wurden. Zudem wurde die manuelle Recherche mit Hilfe der Auswahl der Filter: „find similar articles“ oder „cited references“, erweitert. Bei der Sprache der eingeschlossenen Studien wurde sich auf englischsprachige Literatur beschränkt. Zu Beginn der Recherche wurden die Titel der Studien gescreent, um themenrelevante Literatur ausfindig zu machen. Nach erster Selektion der auf diese Weise gesichteten Literatur wurden die zuvor ausgewählten Studien durch Screenen ihrer Abstracts erneut gefiltert und weiter selektiert. Die Beurteilung der Geeignetheit erfolgte anhand von vorab definierten Ein-und Ausschlusskriterien (siehe Tabelle C). Hier ist hervorzuheben, dass in den ausgewählten Studien notwendigerweise Informationen zu dem verwendeten Supplement sowie den Einnahmeumständen verfügbar sein mussten. Eine Beurteilung der Nebenforschungsfrage wäre andernfalls nicht möglich. Bei Studien, welche nach dem Abstract-Screening als zutreffend eingeordnet wurden, wird die Zusammenfassung anschließend vollständig gelesen. Danach folgte die finale Studienauswahl durch eine inhaltliche Beurteilung. Der Prozess der Literaturrecherche ist in Form eines Flussdiagramms detailliert dargestellt (siehe Abbildung 1).

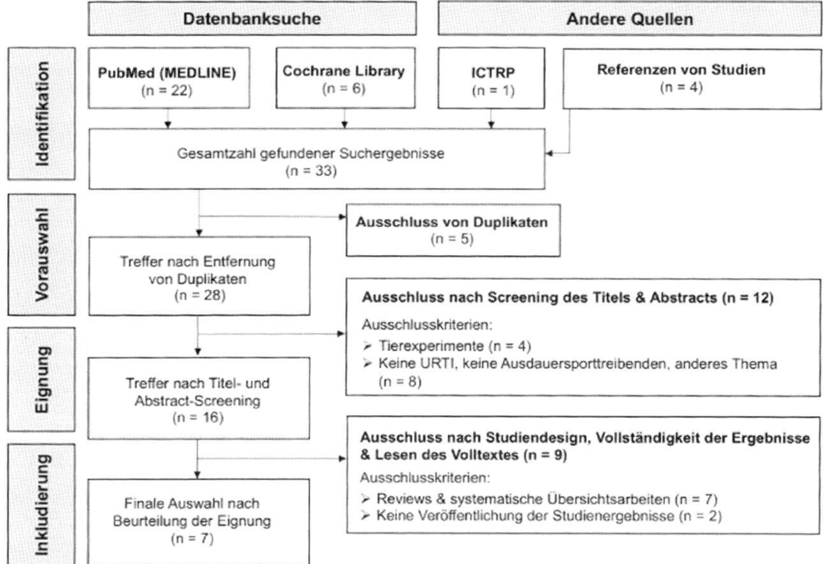

Abbildung 1. Flussdiagramm zum Prozess der Literaturrecherche

4.4 Synopse: Art der Interpretation der Studienergebnisse

Die Forschungsergebnisse der inkludierten Studien wurden tabellarisch gegenübergestellt. Die primären Ergebnisse dieser Arbeit wurden wie folgt definiert: (1) Inzidenz (Häufigkeit von URTI-Episoden [≥ 2 aufeinanderfolgende Symptomtage]); (2) Dauer (Anzahl an aufeinanderfolgenden URTI-symptomatischen Tagen/ Krankheitstagen); (3) (Gesamt)schweregrad (Stärke und Ausprägung der Symptome) (siehe Tabelle C). Dabei gliederte sich der Vergleich in folgende Unterpunkte: Studienart/-design, Erscheinungsjahr (Aktualität), Stichprobenumfang, Übungsintervention, Eigenschaften des Supplements (Ursprung [Hafer, Hefe, Alge, Pilz], Löslichkeit [löslich, unlöslich], Darreichungsform [Kapsel, Getränkepräparat], Dosierung [mg/Tag]), Einnahmedauer (Tagen) und Einnahmezeitpunkt (Tageszeit). Das Ziel der Gegenüberstellung war, einen Überblick über die wichtigsten Erkenntnisse der Forschung zu Beta-Glucan-Supplementen zu geben. Durch die Interpretation der bereits erlangten Erkenntnisse wurde eine vorläufige Einnahmeempfehlung entwickelt. Anhand der Identifikation von Lücken im aktuellen Forschungsstand werden neue Perspektiven für weitere Untersuchungen aufgezeigt. Diese sollen zukünftig der Überarbeitung und der Vervollständigung der in dieser Arbeit entwickelten Einnahmeempfehlungen dienen.

5 Ergebnisse

Zu Beginn des Ergebnisteils wird eine Zusammenfassung der Studienmerkmale der sieben inkludierten Studien gegeben. Auf diese Weise wird ein erster Einblick in das Spektrum der Untersuchungscharakteristiken gewährt. Anschließend werden die Inhalte der ausgewählten Studien präsentiert. Eine übersichtliche Darstellung der eingeschlossenen Studien befindet sich in den Tabellen D1-D3. Zum Abschluss des Ergebnisteils erfolgt eine gebündelte Darstellung der signifikanten Studienergebnisse mit dem Schwerpunkt auf den primären Ergebnissen. Dazu gehören die Inzidenz, die Dauer und der Schweregrad von URTIs.

5.1 Zusammenfassung der Studienmerkmale der inkludierten Studien

Die in dieser Arbeit eingeschlossenen Studien waren doppelt verblindete, placebokontrollierte RCTs aus dem Jahr 2008-2020. Alle Studien untersuchten die Wirkung von Beta-Glucanen unterschiedlichen Ursprungs und verschiedener Löslichkeit auf die Inzidenz von URTIs bei Ausdauersporttreibenden. Fünf der sieben Studien beobachteten zusätzlich die Auswirkungen der Supplementierung auf die Dauer der URTI-Episoden (Evans et al., 2019; Mah et al., 2020a; Mah et al., 2020b; McFarlin et al., 2013; Nieman et al., 2008) Drei der sieben Untersuchungen dokumentierten außerdem den Schweregrad der Symptome (Evans et al., 2019; Mah et al., 2020a; Mah et al., 2020b). Insgesamt ergab sich bei ausschließlicher Betrachtung der Teilnehmenden, die alle Phasen der Studien vollständig abgeschlossen haben, ein studienübergreifender Stichprobenumfang von 728 Ausdauersporttreibenden mit einer Altersspanne von 18-66 Jahren. Die URTI-Diagnostik erfolgte in allen Studien über eine Selbstauskunft von auftretenden Symptomen anhand validierter Fragebögen. Lediglich zwei der sieben Studien zogen zusätzlich eine ärztliche Untersuchung heran (Evans et al., 2019; Mah et al., 2020b). Die Dosierung der Beta-Glucane variiert zwischen 250 mg und 500 mg pro Tag, wobei eine Studie diese Dosierungsspanne mit einer Menge von 5.6 g deutlich überschritt (Nieman at al., 2008). Die Interventionsdauer lag minimal bei 10 Tagen und maximal bei 91 Tagen. In drei der Studien wurden die Supplemente in Form von Getränkepräparaten verabreicht (Mah et al., 2020a; Mah et al., 2020b; Nieman et al., 2008). In den restlichen Studien wurden mit Beta-Glucanen gefüllte Kapseln verwendet (Bergendiova et al., 2011; Evans et al., 2019; McFarlin et al., 2013; Talbott et al., 2009). Eine detaillierte Zusammenfassung der Studienmerkmale ist in Tabelle D1 dargestellt.

5.2 Vorstellung der inkludierten Studien und ihrer zentralen Ergebnisse

Mah et al. (2020a) untersuchten die Wirkung eines unlöslichen Hefe-Beta-Glucans **(Saccharomyces cerevisiae)**, welches unter dem kommerziellen Namen Wellmune WGP® erhältlich ist. Dabei beobachteten sie die Inzidenz, die Dauer und den Schweregrad von URTIs bei gesunden, erwachsenen Marathonlaufenden im Alter von 18-66 Jahren. Insgesamt haben 202 Teilnehmende alle Phasen der Studie vollständig abgeschlossen. Das verwendete ß-(1.3)/(1.6)-Glucan wurde täglich in ein Getränk auf Milchbasis (250 ml/Tag) eingerührt. Die Dosierung betrug dabei 250 mg Beta-Glucan. Das NEM wurde über einen Zeitraum von 91 Tagen eingenommen, wobei die Supplementierung 45 Tage vor dem Marathonlauf begann. Es gab keinen Nachbeobachtungzeitraum. Zur genauen Tageszeit der Einnahme gab es keine Information. Jeweils zwei Teilnehmende aus beiden Gruppen berichteten von Nebenwirkungen, darunter Muskelkater, Magenverstimmung und Übelkeit. Es konnten keine Unterschiede in der Inzidenz und der durchschnittlichen Dauer der URTI-Episoden zwischen der Interventionsgruppe (IG) und der Placebogruppe (PG) festgestellt werden. In der IG war die Anzahl der URTI-symptomatischen Tage (3.43 ± 6.44 Tage, maximal 27 Tage) im Vergleich zur PG (3.84 ± 6.84 Tage, maximal 49 Tage) signifikant niedriger ($p = 0.0346$). Damit berichtete die IG im Vergleich zur PG über einen 11% geringeren Anteil an symptomatischen Tagen. Auch der Gesamtschweregrad der Infektionen war in der IG signifikant reduziert (IG: 4.52 ± 1.161; PG: 5.6 ± 2.23; $p < 0.05$). Dies führte zu weniger verpassten Post-Marathon-Trainingstagen (IG: 0-2 Tage; PG: 0-10 Tage). In dieser Untersuchung konnte gezeigt werden, dass die Supplementierung von unlöslichen Beta-Glucanen zu einer Verringerung der URTI-symptomatischen Tage und des Schweregrads bestimmter URTI-Symptome führte. Zusätzlich trug die Einnahme zur Reduktion der Anzahl an verpassten Post-Marathon-Trainingstagen bei, während keine Unterschiede in der Anzahl an verpassten Pre-Marathon-Trainingstagen festgestellt wurden. Die Dauer und die Anzahl an URTI-Episoden blieben von der Supplementierung unbeeinflusst.

In einem weiterführenden Bericht der zuvor präsentierten Studie von Mah et al. (2020a) veröffentlichten dieselben Autoren (2020b) eine Erweiterung der bisherigen Ergebnisse. Sie untersuchten die Wirkung einer chemisch veränderten, löslichen Version desselben Präparats, wie in der Voruntersuchung. Dabei wurde das Hefe-Beta-Glucan bei einem sauren pH-Wert (pH < 4.0) länger als zwei Stunden auf über 120°C erhitzt. Nach der Behandlung unterschied sich insbesondere die quartäre Struktur der beiden Beta-Glucane, was die im Löslichkeitsverhalten bedingte. Insgesamt schlossen 278 Marathonlaufende im Alter von 19-65 Jahren alle Phasen der Untersuchung vollständig ab. Der Studienaufbau blieb im Grunde identisch zu dem der vorherigen Untersuchung. Wie in der ersten RCT wurde das Präparat auch in dieser Studie in ein 250 ml großes Getränk auf Milchbasis eingerührt, wobei die Dosierung des Supplements erneut 250 mg betrug. Auch der Einnahmezeitraum umfasste 91 Tage, mit dem Beginn der Einnahme 45 Tage vor der Teilnahme am Marathonlauf. Den Ergebnissen der Untersuchungen zufolge, konnte der Schweregrad des Nasenausflusses in der IG im Vergleich zur PG signifikant verringert werden ($p < 0.05$). Die restlichen Unterschiede zwischen der IG und der PG blieben insignifikant. Eine weitere RCT von Evans et al. (2019) untersuchte ausdauertrainierte Teilnehmende im Alter von 21-65 Jahren. Insgesamt konnten die Daten von 27 Teilnehmenden vollständig erfasst und in die statistische Auswertung der Studie einbezogen werden. Die Versuchspersonen nahmen täglich ein unlösliches ß-(1.3)-verknüpftes Beta-Glucan, das aus einer Alge **(Euglena gracilis)** gewonnen wurde und unter dem Handelsnamen BetaVia™ Complete von Kemin Foods LC erhältlich ist. Das Präparat enthielt 367 mg Beta-Glucan, und wurde in Form einer Kapsel eingenommen. Es wurde über einen Zeitraum von 90 Tagen, ohne Nachbeobachtungszeitraum, supplementiert. Die Einnahme erfolgte am Morgen in nüchternem Zustand, etwa eine halbe Stunde vor dem Frühstück. Die

Kontrollgruppe erhielt ein Placebo. Es fand keine Übungsintervention statt, das normale Training der Teilnehmenden wurde beibehalten. Die Anzahl an URTI-Episoden (IG: 2.62 ± 0.67; PG: 4.79 ± 0.67; p = 0.032) und Symptomtagen (IG: 5.46 ± 1.89; PG: 15.43 ± 4.59 Tage; p = 0.019) war nach der 90-tägigen Supplementierung signifikant reduziert. Nach einem Einnahmezeitraum von 30 Tagen konnte bereits eine signifikant reduzierte Anzahl an Krankheitstagen (IG: 1.46 ± 1.01 Tage; PG: 4.79 ± 1.47 Tage; p = 0.041), ein geringeres Auftreten an URTI-Symptomen (IG: 12.62 ± 5.92; PG: 42.29 ± 13.17 Tage; p = 0.029) sowie ein verringerter Gesamtschweregrad, gemessen als Fläche unter der Kurve (IG: 17.50 ± 8.41; PG: 89.79 ± 38.92; p = 0.0499), festgestellt werden. Die Ergebnisse deuten darauf hin, dass die 90-tägige Supplementierung mit dem unlöslichen Algen-Beta-Glucan die Inzidenz, die Dauer und den Schweregrad von URTI-Symptomen signifikant reduziert. Positive Effekte in Form der Verringerung der Krankheitstage, der Anzahl an URTI-Symptomen und des Gesamtschweregrads traten bereits nach etwa einem Monat der Beta-Glucan- Supplementierung auf.

Talbott et al., (2009) führten eine Untersuchung an Marathonlaufenden im Alter von 18-53 Jahren durch. Die Stichprobengröße der Teilnehmenden, die alle Phasen der Studie in vollem Umfang abschlossen, umfasste 75 Personen. Ihnen wurde über einen Zeitraum von vier Wochen nach dem Marathonlauf ein Beta-Glucan-Präparat verabreicht. Die Einnahme erfolgte morgens, 30 Minuten vor dem Frühstück, auf nüchternen Magen. Bei dem Beta-Glucan-Supplement handelte es sich um ein unlösliches ß-(1.3)/(1.6)-Glucan, gewonnen aus einem Hefestamm (Wellmune WGP®). Die Dosierung der Kapseln betrug in einer Gruppe (IG1) 250 mg Beta-Glucan und in einer zweiten (IG2) 500 mg Beta-Glucan. Die Studienergebnisse zeigten, dass das Auftreten von URTI-Symptomen in der IG bereits nach zwei Wochen (IG1: 32%; IG2: 24%; PG: 68%; p < 0.05) sowie nach vier Wochen (IG1 & IG2: 8%; PG: 24%; p < 0.05) signifikant niedriger war als in der PG. Das subjektive Gesundheitsempfinden war in beiden IG bereits nach zwei Wochen im Vergleich zur PG signifikant erhöht (IG1: 38% höherer Gesundheitsscore als PG; $p < 0.05$; IG2: 58% höherer Gesundheitsscore als PG; $p < 0.05$). Auch der Stimmungszustand, gemessen anhand des Profile of Mood States (POMS), war in der IG1 nach vier Wochen, mit einer 11%igen Verbesserung im Vergleich zur PG, erhöht. In der IG2 wurde bereits nach zwei Wochen eine 13%ige Verbesserung im Vergleich zur PG festgestellt ($p < 0.05$). Zusammenfassend wurde in beiden IG bereits nach zwei Wochen eine signifikante Reduktion der Inzidenz von URTI-Symptomen sowie ein positiver Einfluss auf den allgemeinen Gesundheitszustand beobachtet. Der Stimmungszustand verbesserte sich in der Gruppe mit höherer Dosierung bereits nach zwei Wochen, während es in der Gruppe mit niedrigerer Dosierung erst nach vier Wochen zu einer Verbesserung kam.

Eine weitere RCT an 36 männlichen Radfahrern mit einem durchschnittlichen Alter von 21.8 ± 0.9 Jahren in der IG und 25.0 ± 2.2 Jahren in der PG verwendete als Supplement ein Hafer-Beta-Glucan (Nieman et al., 2008). Dabei handelte es sich um ein unverzweigtes und damit lösliches Beta-Glucan mit einer ß-(1.3)/(1.4)-Verknüpfung. Das Supplement wurde zum Zweck der Studie vom Gatorade Sports Science Institute (GTC Nutrition, Golden, CO) hergestellt. Es wurde in Form eines 600 ml-Getränkepräparats an die Testpersonen verteilt. Der Forschungsaufbau wurde in Anlehnung an einen früheren Tierversuch modelliert. Bei diesem konnte die Hafer-Beta-Glucan-Supplementierung die virale Mobilitäts- und Mortalitätsrate sowie belastungsbedingte Abnahme der antiviralen Resistenz der Makophagen- und Neutrophilenfunktion nach einer ermüdenden Übungsintervention reduzieren (Davis, Murphy, Brown, Carmichael, Ghaffar, & Mayer, 2004; Murphy et al., 2008). Das Ziel war es, herauszufinden, ob die bei Mäusen beobachteten positiven Effekte auch auf den Menschen übertragbar sind. Die Dosierung der Studie von Nieman et al. (2008) orientierte sich demnach an der verwendeten Dosierung der Tierstudie. Sie wurde mittels einer Exploration auf den Menschen übertragen und angepasst. Letztendlich betrug sie 5.6 g/Tag. Auch die Supplementierungs- und Beobachtungszeiträume basierten auf dem Maus-Modell. Die Teilnehmenden der Studie sollten dementsprechend über einen Zeitraum von 18 Tagen jeweils morgens vor der ersten und abends nach der letzten Mahlzeit eine 300 ml-Dosis auf nüchternen Magen zu sich nehmen. Die Supplementierung begann dabei zwei Wochen vor dem Tag der körperlich intensiven Übungsintervention und wurde an diesem Tag sowie an den zwei darauffolgenden Tagen beibehalten. Nach Beendigung der Supplementierung folgte ein Nachbeobachtungszeitraum von zwei Wochen. Es wurden zu mehreren Zeitpunkten venöse Blutproben entnommen. Die Abnahme erfolgte vor und nach der zweiwöchigen Supplementierung, direkt im Anschluss sowie 14 Stunden nach der Absolvierung der Übungsintervention. Während des zweiwöchigen Nachbeobachtungszeitraums konnten keine signifikanten Gruppenunterschiede bezüglich der URTI-Inzidenz festgestellt werden (IG: 9/19; PG: 6/17; $p = 0.693$). Angegeben in Prozent, lag die Infektionsrate in der IG bei 47%, während 36% der PG erkrankten. Auch bezüglich der durchschnittlichen Anzahl an Krankheitstagen während des fünfwöchigen Beobachtungszeitraums konnten keine Unterschiede zwischen IG und PG festgestellt werden (IG: 3.9 ± 0.7; PG: 3.7 ± 0.6; $p = 0.786$). Zudem unterschieden sich die Immunparameter in den venösen Blutproben nicht signifikant. Beide Gruppen berichteten von einer guten Verträglichkeit des Präparats, ohne dass Gruppenunterschiede beobachtet werden konnten. Zusammenfassend hatte eine zweiwöchige Hafer-Beta-Glucan-Supplementierung, im Gegensatz zu den Ergebnissen aus früheren Untersuchungen an Mäusen, keine positiven Auswirkungen auf die belastungsinduzierte Immunsuppression. Die Inzidenz und die Dauer von URTIs blieb unbeeinflusst.

McFarlin et al. (2013) führten in einer RCT zwei Experimente (E1 & E2) unterschiedlichen Aufbaus durch. Der Stichprobenumfang beider Untersuchungen umfasste insgesamt 60 Teilnehmende in einer Altersspanne von 18-46 Jahren. Die erste Untersuchung (E1) beobachtete den Einfluss der Supplementierung von zwei Beta-Glucanen mit unterschiedlicher Löslichkeit im Vergleich zu einer PG hinsichtlich der Inzidenz von URTI-Symptomen. Die Teilnehmenden wurden also auf drei Gruppen verteilt, darunter zwei IG sowie eine PG. Es wurde ein ß-(1.3)/(1.6)-Glucan, gewonnen aus einem Hefestamm vom Hersteller Biothera: The Immune Health Company, verwendet. Die Präparate wurden in Form von Kapseln (250 mg) an die Teilnehmenden verteilt. In der ersten Interventionsgruppe (IG1) wurde ein lösliches Beta-Glucan verabreicht, während die Mitglieder der anderen Interventionsgruppe (IG2) ein unlösliches Beta-Glucan erhielten. Das Supplement wurde über einen Zeitraum von 28 Tagen, im Anschluss an die Teilnahme an einem Marathonlauf, eingenommen. In beiden IG konnte eine 37%ige Verringerung der URTI-symptomatischen Tage im Vergleich zur PG festgestellt werden (IG1: 3.5 ± 0.8 Tage; IG2: 3.5 ± 0.6 Tage; PG: 5.8 ± 0.6 Tage; $p = 0.026$). Dabei unterschieden sich die Krankheitstage zwischen den beiden IG nicht signifikant. Hinsichtlich der POMS-Bewertung konnten keine signifikanten Gruppenunterschiede in der Beurteilung der psychischen Gesundheit festgestellt werden. Der Einfluss der psychischen Gesundheit konnte somit als möglicher Störfaktor auf die Reduktion der URTI-symptomatischen Tage ausgeschlossen werden. Im zweiten Experiment (E2) sollte eine Speichelanalyse der Konzentration an Immunglobulin A (IgA), als Marker für die Schleimhautimmunität, der Beurteilung der belastungsbedingt physiologischen Immunsuppression dienen. In Form eines Cross-Over-Designs wurde mit zufälliger Reihenfolge nacheinander jeweils einer der zwei Gruppen erst ein unlösliches Beta-Glucan (Kapsel mit 250 mg Beta-Glucan) und im zweiten Zeitraum ein Placebo verabreicht. Die Einnahmedauer betrug 10 Tage **vor** einer Trainingseinheit, und zwischen dem Wechsel des Präparats lag eine Auswaschphase von mindestens sieben Tagen. Zu mehreren Zeitpunkten wurden Speichelproben entnommen (vor der Supplementierung [BASELINE], nach der Supplementierung und vor dem Training [PRE], unmittelbar nach dem Training [POST] und zwei Stunden nach dem Training [2h]). Bei E2 konnte zwei Stunden nach dem Training ein 32%ig höherer Speichel-IgA-Anstieg festgestellt werden (2h; $p = 0.048$). Die belastungsinduzierte physiologische Unterdrückung des Speichel-IgAs nach einer körperlich anstrengenden Trainingseinheit konnte also durch die Supplementierung eines unlöslichen Beta-Glucans reduziert werden. Zusammengefasst war die Beta-Glucan-Supplementierung, unabhängig von der Löslichkeit des Supplements, mit einer fast 40%igen Reduktion an Symptomtagen verbunden (E1). Dies äußert sich konkret in Form einer reduzierten Inzidenz an URTI-Symptomen und einer geringeren Erkrankungsdauer. Die erhöhten Speichel-IgA-Spiegel in der IG sprechen für eine verminderte Immunsuppression und eine daraus resultierende verbesserte Schleimhautimmunität (E2).

Eine RCT von Bergendiova et al. (2011) untersuchte die Wirkung eines Pilz-Beta-Glucans auf die Inzidenz von URTI-Symptomen sowie auf ausgewählte immunologische Parameter. Bei den 50 Teilnehmenden handelte es sich um Spitzensporttreibende aus verschiedenen Ausdauerdisziplinen. Die Altersspanne der IG lag durchschnittlich bei 23.6 ± 0.8 Jahren, in der PG bei 24.0 ± 0.9 Jahren. Das verwendete Supplement war ein Pilz-Beta-Glucan mit dem lateinischen Namen **Pleurotus ostreatus**, umgangssprachlich auch als Austernpilz bekannt. Das Supplement wird unter dem Handelsnamen Imunoglukan® vertrieben. Es handelt sich um ein unlösliches ß-(1.3/1.6)-Glucan, welches in Form von Kapseln zur Verfügung gestellt wurde. Eine Kapsel enthielt 100 mg Beta-Glucan sowie 100 mg Vitamin C. Die Supplementierung lag bei zwei Kapseln am Tag. Dementsprechend betrug die Dosierung des Beta-Glucans als auch des Vitamin C jeweils 200 mg täglich. Die Einnahme erfolgte über einen Zeitraum von drei Monaten morgens auf nüchternen Magen. Nach Abschluss der Einnahme erfolgte ein dreimonatiger Nachbeobachtungszeitraum. Die Kontrollgruppe erhielt derweilen ein Placebo mit derselben Dosierung an Vitamin C wie die IG. Es fand keine Trainingsintervention statt. Die Teilnehmenden sollten ihre normale Trainingsroutine beibehalten. Eine Abnahme venöser Blutproben diente der Beobachtung ausgewählter immunologischen Laborparameter, darunter die Phagozytose und die Anzahl an NK-Zellen. Von keinem der Teilnehmenden wurden Nebenwirkungen berichtet. Den Ergebnissen zufolge erlitten 12% der Gruppenmitglieder der IG nach der dreimonatigen Einnahme eine URTI, während in der PG 84% betroffen waren. Die Gesamtzahl der URTI-Episoden während des Supplementierungszeitraums belief sich in der IG auf 65 auftretende Infektionsfälle, in der PG auf 117 Krankheitsereignisse. Demzufolge war die Inzidenz für URTI-Symptome in der IG nach drei Monaten (3 m) Supplementierung (POST) im Vergleich zur PG signifikant reduziert ($p < 0.001$). Bei einem Vergleich der Einnahmezeitpunkte –vor der Supplementierung (PRE) und nach der Supplementierung (POST) – innerhalb der IG konnte auch eine signifikante Abnahme der URTI-Häufigkeit beobachtet werden ($p < 0.001$). Der Analyse der Laborparameter zufolge, blieb der Phagozytoseprozess in der IG stabil, während in der PG eine signifikante Reduktion der Phagozystoseaktivität unter den Ausgangswert von 5% beobachtet wurde ($p < 0.001$). Nach der dreimonatigen Supplementierung (POST) konnte ein signifikanter Unterschied in der Phagozytoseaktivität zwischen den beiden Gruppen beobachtet werden ($p < 0.01$). Bei einem Blick auf die zirkulierenden NK-Zellen wurde eine signifikant erhöhte Anzahl in der IG zu den Zeitpunkten POST und während des dreimonatigen Nachbeobachtungszeitraums (3 m after POST) im Vergleich zum

Ausgangswert festgestellt ($p < 0.001$). In der PG änderte sich die Anzahl der NK-Zellen über den 6-monatigen Studienzeitraum (von PRE bis 3 m after POST) nicht signifikant. Zusammenfassend bieten die Ergebnisse der Studie einen Hinweis auf eine reduzierte Inzidenz für URTI-Symptome durch die dreimonatige Beta-Glucan-Supplementierung. Außerdem konnte eine verminderte belastungsinduzierte Immunsuppression, die sich in Form einer stabilen Phagozytoseaktivität äußerte, festgestellt werden. Es ergab sich ein nachhaltiger Effekt der Beta-Glucan-Supplementierung über den Einnahmezeitraum hinaus, was sich in einer erhöhten Anzahl an zirkulierenden NK-Zellen äußerte. Der positive Effekt hielt dabei doppelt so lange an, wie die Einnahme des Präparats erfolgte.

5.3 Gebündelte Ergebnisdarstellung unter dem Aspekt der primären Ergebnisse

In diesem Abschnitt soll eine gebündelte Ergebnisdarstellung der inkludierten Studien, unter dem Aspekt der primären Ergebnisse, stattfinden. Alle sieben Studien beobachteten die Auswirkungen der Beta-Glucan-Supplementierung auf die Inzidenz für URTIs. Vier der sieben Untersuchungen konnten eine signifikant geringere Inzidenz für obere Atemwegserkrankungen in der Interventionsgruppe feststellen (Bergendiova et al., 2011; Evans et al., 2019; McFarlin et al., 2013; Talbott et al., 2009). Fünf der Studien betrachteten die Dauer der auftretenden Erkrankungen, wobei zwei dieser eine verkürzte Dauer in der Interventionsgruppe feststellen konnten (Evans et al., 2019; McFarlin et al., 2013). Eine dritte Studie konnte zwar keine geringere Dauer der auftretenden Erkrankungsepisoden feststellen, jedoch war laut den Ergebnissen der Studie die Anzahl an URTI-symptomatischen Tagen geringer (Mah et al., 2020a). Nur drei der sieben eingeschlossenen Untersuchungen beobachteten den

Gesamtschweregrad der URTI-Episoden (Evans et al., 2019; Mah et al., 2020a; Mah et al., 2020b). Alle drei konnten dabei einen reduzierten Schweregrad der auftretenden Symptome feststellen. In der Studie von Mah et al. (2020b) muss jedoch auf eine Einschränkung dieses Ergebnisses hingewiesen werden. Es wurde lediglich ein geringerer Schweregrad einzelner Symptome festgestellt, nicht aber ein reduzierter Gesamtschweregrad. Eine übersichtliche Darstellung der Studienergebnisse, hinsichtlich der primären Ergebnisse, befindet sich in Tabelle 3.

Tabelle 3

Tabellarische Darstellung der Studienergebnisse hinsichtlich der primären Ergebnisse

	Primäre Ergebnisse		
Inkludierte Studien	**Inzidenz**	**Dauer**	**Gesamtschweregrad**
Studie 1 (Mah et al., 2020a)	✗	(✗)[a]	✓
Studie 2 (Mah et al., 2020b)	✗	✗	(✓)[b]
Studie 3 (Evans et al., 2019)	✓	✓	✓
Studie 4 (Talbott et al., 2009)	✓	–	–
Studie 5 (Niemann et al., 2008)	✗	✗	–
Studie 6 (McFarlin et al., 2013)	✓	✓	–
Studie 7 (Bergendiova et al., 2011)	✓	–	–

Anmerkungen. Bedeutung der verwendeten Zeichen: **✓ (statistisch signifikanter positiver Effekt; p < 0.05)**, **✗ (kein signifikanter positiver Effekt)**, **- (blieb in der Studie unbeobachtet)** [a] Die Anzahl an URTI-symptomatischen Tagen war verringert, die Dauer der einzelnen Episoden blieb davon jedoch unbeeinflusst, [b] Kein reduzierter Gesamtschweregrad, jedoch geringerer Schweregrad einzelner Symptome.

6 Diskussion

Im folgenden Kapitel erfolgt eine kurze Diskussion der Methode dieser Übersichtsarbeit sowie eine kritische Auseinandersetzung mit den Forschungsmethoden der inkludierten Studien. Diese Beurteilung dient der Einschätzung der Glaubwürdigkeit, der aus den Studien resultierenden Erkenntnisse. Die Ergebnisdiskussion beinhaltet eine Interpretation der im vorherigen Kapitel vorgestellten Ergebnisse. Dabei wird differenziert auf Limitationen der Aussagekraft der Beobachtungen hingewiesen. Die Erkenntnisse werden dabei mit einem Rückbezug auf die Modelle im theoretischen Hintergrund in den aktuellen Forschungsstand eingeordnet. Der Einbezug zusätzlicher Literatur soll die Erkenntnisse dieser Übersichtsarbeit erweitern. Zudem sollen durch den Vergleich mit weiteren Untersuchungen widersprüchliche Ergebnisse sowie Forschungslücken identifiziert werden. Letztendlich werden auf dieser Grundlage Vorschläge zur Behebung der aufgezeigten Defizite entwickelt, welche im Ausblick des letzten Kapitels gebündelt präsentiert werden.

6.1 Methodendiskussion

Bevor die Methodendiskussion anhand von unterschiedlichen Einflussfaktoren erfolgt, werden in diesem Abschnitt kurz besondere methodische Vorteile einzelner inkludierter Studien hervorgehoben. Jede der eingeschlossenen Studien stammt aus einem Journal, das ein Peer-Review-Verfahren durchlaufen hat. Dies gewährleistet eine erste unabhängige Qualitätsprüfung der veröffentlichten Studien. Der Einschluss von ausschließlich randomisiert kontrollierten Studien, die zusätzlich doppelt verblindet und placebokontrolliert waren, erzeugt eine hohe Evidenz. Insgesamt ergab sich ein Stichprobenumfang von 728 Personen, was, im Vergleich zu einer einzelnen Studie mit geringem Stichprobenumfang, die Aussagekraft der Ergebnisse erhöht. Ein methodischer Vorteil des RCTs von McFarlin et al. (2013) ist das Cross-Over-Design sowie die Durchführung von zwei verschiedenen Experimenten. Auf diese Weise kann ein Zusammenhang zwischen dem Eintreten von URTIs und der Immunsuppression auf zellulärer Ebene hergestellt werden. Ein Vorteil der beiden Studien von Mah et al. (2020a; 2020b) war die hohe Vergleichbarkeit, da die zweite Studie eine Folgeuntersuchung war. Dabei wurde der Großteil der Einflussvariablen beibehalten und lediglich die Supplementlöslichkeit geändert. Dadurch können Veränderungen der Ergebnisse mit höherer Wahrscheinlichkeit auf die Löslichkeit als ursächlicher Einflussfaktor zurückgeführt werden. In der Untersuchung von Talbott et al. (2009) gab es neben der Kontrollgruppe zwei Interventionsgruppen, was ebenfalls eine bessere Vergleichbarkeit gewährleistete. Für die eingeschlossenen Studien ohne Nachbeobachtungszeitraum ist es in der Hinsicht ein methodischer Nachteil, dass keine Aussage über die langfristigen Auswirkungen im Sinne der Nachhaltigkeit der Wirkung der Beta-Glucan-Supplementierung getroffen werden kann. Die Langzeiteffekte der Beta-Glucan-Supplementierung gilt es, in zukünftigen Studien zu erforschen. Nach dieser kurzen Hervorhebung von allgemeinen methodischen Vorteilen folgt eine ausführliche Diskussion anhand der Beurteilung verschiedener Eiflussfaktoren.

6.1.1 Einflussfaktor: Definition der primären Ergebnisse

Ein wichtiger Einflussfaktor, der die Vergleichbarkeit der Ergebnisse beschränkt, ist die Definition der primären Ergebnisse. Die Beurteilung der Inzidenz ist beispielsweise davon abhängig, ab wie vielen Krankheitstagen von einer URTI-Episode gesprochen wird. Einige der Studien definierten eine URTI-Episode als $\geq$ 2 aufeinanderfolgende Symptomtage (Evans et al., 2019; Mah et al., 2020a; Mah et al., 2020b; Nieman et al., 2008). In den restlichen Studien gab es keine Information zur Definition der Inzidenz. Es ist nicht auszuschließen, dass in den Studien, in denen keine Erläuterung zur Definition ihrer primären Ergebnisse vorliegt, möglicherweise erst ab einer höheren Anzahl an aufeinanderfolgenden Symptomen von einer URTI-Episode gesprochen wird. Die Begriffserläuterungen müssten einheitlich sein, um eine Vergleichbarkeit der Ergebnisse zu gewährleisten. Dies war bei den eingeschlossenen Studien nur bedingt der Fall.

6.1.2 Einflussfaktor: Diagnostik

Die Symptome von oberen Atemwegserkrankungen können unspezifisch sein und denen anderer Erkrankungen ähneln. Die Diagnostik von URTIs anhand einer Selbstauskunft kann unter Umständen zu Fehldiagnosen führen. Diese können das Endergebnis der Untersuchung verfälschen. Um die Verwechslung mit Erkrankungen ähnlicher Symptomatik gering zu halten, wurden in allen inkludierten Studien zumindest Personen mit chronischen Atemwegserkrankungen ausgeschlossen. Mah et al. (2020a) meldeten selbst als Einschränkung, dass bei der Definition der Ausschlusskriterien keine Personen mit Magen-Darm-Erkrankungen exkludiert wurden. Auch gastrointestinale Symptome, wie durch gastroösophagealen Reflux ausgelöste Halsschmerzen, Husten oder Heiserkeit, können unter Umständen fälschlicherweise mit URTIs in Verbindung gebracht werden und möglicherweise die Absorption der Beta-Glucane beeinflussen (Mah et al., 2020a). Ein Vorschlag für eine eindeutigere Diagnostik wäre eine ärztliche Untersuchung, in der auch die Betrachtung spezifischer Immunparameter erfolgt. Nur zwei der eingeschlossenen Studien zogen bei der Diagnose die Bewertung eines Arztes heran, während die anderen Studien anhand einer Selbstauskunft über Fragebögen auf das Vorhandensein von URTIs schlossen (Evans et al., 2019; Mah et al., 2020b). Eine diagnostische Laboruntersuchung fand in keiner der Studien statt, was als relevante Schwäche in der Methode gewertet werden kann. Ein Vergleich einer ärztlichen Untersuchung mit Laboruntersuchungen zur Diagnose von URTIs bei Spitzensporttreibenden von Cox et al. (2008) kam zu dem Ergebnis, dass es eine große Diskrepanz zwischen einer symptombasierten Diagnostik und einer Laboruntersuchung gab. Während die Ärzte bei 89% der vorgestellten Patienten und Patientinnen eine Infektion der oberen Atemwege vermuteten, konnten in der Laboruntersuchung nur bei 57% der Fälle tatsächlich virale oder bakterielle Erreger identifiziert werden. Diese Beschränkung hat einen negativen Einfluss auf die interne Validität der Untersuchungen. Zusammenfassend beeinflussen unterschiedliche diagnostische Ansätze die Vergleichbarkeit der Studien. In zukünftigen Studien sollte aus diesem Grund unbedingt eine Labordiagnostik als Goldstandard herangezogen werden.

6.1.3 Einflussfaktor: Übungsintervention

In vier der inkludierten Studien nahmen die Sporttreibenden an einem Wettkampf teil (Mah et al., 2020a; Mah et al., 2020b; McFarlin et al., 2013; Talbott et al., 2009). In der Untersuchung von Nieman et al. (2008) wurde eine standardisierte Übungsintervention durchgeführt. In den beiden übrigen Untersuchungen sollten die Teilnehmenden ihr alltägliches Training beibehalten (Bergendiova et al., 2011; Evans et al., 2019). Das Beibehalten des natürlichen Trainingspensums gewährleistet eine hohe Alltagsnähe. Das erhöht die externe Validität, also die Gültigkeit der Ergebnisse außerhalb der Untersuchung. Andererseits erschwert dies zum einen den Vergleich zwischen den Teilnehmenden innerhalb einer Studie, und zum anderen den Vergleich mit anderen Studien. Wenn das Training nicht standardisiert ist, kann sich die Intensität bei den Teilnehmenden stark unterscheiden, was sich letztendlich auf die Ergebnisse auswirkt. In der Untersuchung von Nieman et al. (2008) waren die Trainingsbedingungen genau standardisiert. Es wurden Fahrradergometer verwendet, die eine spezifische Trainingsintensität anhand der eingestellten Wattzahl gewährleisten konnten. Auf diese Weise konnte die Intensität des Trainings genau gesteuert werden und war damit bei allen Teilnehmenden identisch. Einerseits können durch die Laborbedingungen mögliche Störfaktoren der Umgebung, wie beispielsweise pollenverursachte Symptome, ausgeschlossen werden. Andererseits ist dies eine Einschränkung in Bezug auf die Übertragbarkeit auf Radfahrende im Freien, da Faktoren wie die Kälteexposition unter normalen Umständen die Infektanfälligkeit beeinflussen.

6.2 Ergebnisdiskussion

In den anschließenden Unterkapiteln erfolgt die Ergebnisinterpretation und -diskussion. Eine kritische Auseinandersetzung mit den einzelnen Einflussfaktoren, dient der Beurteilung der Aussagekraft der Ergebnisse. Der letzte Abschnitt beinhaltet, durch den Einbezug zusätzlicher Literatur, eine Einordnung in den aktuellen Forschungsstand.

6.2.1 Einflussfaktor: Betriebene Ausdauersportart und Leistungsniveau

Die Zielgruppe der eingeschlossenen Studien bestand speziell aus Ausdauersporttreibenden. Bezüglich der externen Validität der gewonnenen Erkenntnisse dieser Übersichtsarbeit stellt sich die Frage, inwieweit die Ergebnisse von Ausdauersporttreibenden eventuell auch auf Nicht-Sporttreibende übertragbar sind. Diesbezüglich wurde in der Metaanalyse von Zhong et al. (2021) eine Subgruppenanalyse durchgeführt, die zu dem Ergebnis kam, dass es keine signifikanten Wirksamkeitsunterschiede zwischen Studien an Sporttreibenden und an Nicht-Sporttreibenden gab. Aus diesem Ergebnis lässt sich die Übertragbarkeit der Erkenntnisse auf die Nicht-Sporttreibende Population schlussfolgern, wobei Ausdauersporttreibende aufgrund ihrer belastungsbedingten erhöhten Infektanfälligkeit wahrscheinlich dennoch in größerem Umfang von dem präventiven Effekt profitieren. In den inkludierten Studien dieser Arbeit unterschieden sich die Teilnehmenden in der betriebenen Sportart und im Leistungsniveau. Zudem erstreckte sich ihr Leistungsstand von Freizeitsportniveau bis hin zur Spitzensportklasse. In diesem Zusammenhang soll ein Rückbezug auf das dreidimensionale Kurvenmodell von Moreira et al. (2009) sowie das S-förmige Kurvenmodell von Breitbart et al. (2017) des theoretischen Hintergrunds stattfinden. Den beiden Modellen liegt die Hypothese zugrunde, dass das belastungsbedingt erhöhte Infektionsrisiko bei Spitzensporttreibenden, im Vergleich zu Subelitesporttreibenden, wieder abnimmt (siehe Abbildung A2 und A3). In einer Beobachtungsstudie von Mårtensson, Nordebo & Malm (2014) korrelierte die jährliche Anzahl an Trainingsstunden bei Elitesporttreibenden signifikant negativ mit der Anzahl an gemeldeten Krankheitstagen. Diese Erkenntnis unterstützt die Theorie von Moreira et al. (2009) und Breitbart et al. (2017). Jedoch bleibt bei der Interpretation dieser Beobachtung die Frage nach der Kausalität ungeklärt. Es kann keine Aussage darüber getroffen werden, ob tatsächlich der hohe Trainingsumfang zu einer geringeren Erkrankungsrate führt, oder ob nur diejenigen das hohe Trainingsvolumen erreichen, die ohnehin über ein starkes Immunsystem verfügen und infolgedessen seltener erkranken (Mårtensson et al., 2014). In zukünftigen Studien sollte der Einfluss des Leistungsstandes und des Trainingsvolumens auf die Infektanfälligkeit genauer untersucht werden.

6.2.2 Einflussfaktor: Alter

Keine der inkludierten Studien untersuchte den Einfluss des Alters auf die URTI-Prävalenz. Aus diesem Grund wird zusätzliche Literatur zur Beurteilung des Alters als Einflussfaktor herangezogen. Eine Studie zur Inzidenz von infektiösen Episoden vor sowie nach einem Marathonlauf kam zu dem Ergebnis, dass jüngere Laufende öfter erkrankten (Ekblom, Ekblom & Malm, 2006). Eine weitere Beobachtungsstudie (N = 656) zur Beurteilung der altersbedingten Prävalenz von URTIs unterstützt dieses Ergebnis (Tsagarakis, Sideri, Makridis, Triantafyllou, Stamoulakatou & Papadogeorgaki, 2018). Am häufigsten scheinen Atemwegserkrankungen bei Kindern in der Altersgruppe zwischen ≥ 2 und < 5 Jahren aufzutreten, danach sinkt die Inzidenz ab einem Alter von ≥ 18 Jahren (Tsagarakis et al., 2018). Am niedrigsten ist die Prävalenz bei Erwachsenen im Alter von ≥ 45 und < 65 Jahren (Tsagarakis et al., 2018). Eine Metaanalyse zu den Auswirkungen von Hefe-Beta-Glucanen zur Prävention von oberen Atemwegsinfektionen führte Subgruppenanalysen der eingeschlossenen Studien durch und konnte feststellen, dass die URTI-Inzidenz in allen Altersgruppen signifikant reduziert werden konnte. Eine verkürzte Dauer trat allerding nur bei der jüngeren Studienpopulation (< 40 Jahre) auf (Zhong et al., 2021).

6.2.3 Einflussfaktor: Einnahmedauer, -beginn und -zeitpunkt

Die Varianz der Einnahmedauer der inkludierten Studien reicht von 18 Tagen bis zu drei Monaten. Die Studie von Nieman et al. (2008) hatte mit 18 Tagen die kürzeste Einnahmedauer und war die einzige Untersuchung, die keine signifikanten Effekte feststellen konnte. Im Gegensatz dazu traten in der Studie von Talbott et al. (2009) vereinzelt erste signifikante Effekte bereits nach einer Einnahmedauer von zwei Wochen auf. Der Großteil der erwünschten Auswirkungen war über alle eingeschlossenen Studien hinweg jedoch erst nach vier Wochen statistisch signifikant. Bei der Zusammenfassung der Ergebnisse in Bezug auf die Einnahmedauer ergibt sich die Annahme, dass eine Supplementation von mindestens vier Wochen erforderlich ist, um eine umfangreiche Wirkungsentfaltung zu erreichen, auch wenn vereinzelt bereits nach kürzerer Zeit positive Effekte auftreten können. Weiterführend ergibt sich die Hypothese, dass eine längere Einnahmedauer eventuell eine länger anhaltende Langzeitwirkung nach sich zieht. Die Studie von Bergendiova et al. (2011) beobachtete als einzige der sieben Studien, dass der positive Effekt der Supplementierung, in Form einer signifikant erhöhten Anzahl der NK-Zellen, auch noch bis zu drei Monate nach Beendigung der Einnahme andauerte. Diese Beobachtung gibt einen Hinweis auf die nachhaltige Wirkung von Beta-Glucan-Supplementen über die Einnahmedauer hinaus. Die bereits erwähnte Metaanalyse von Zhong et al. (2021) kam zu dem Ergebnis, dass eine mittlere Behandlungsdauer (≤ 12 Wochen) zur Verringerung der Inzidenz und Dauer wirksamer ist als eine längere Supplementation. Dieses Ergebnis deckt sich mit dem der inkludierten Studien, da die maximale Einnahmedauer dieser auch bei circa drei Monaten lag. Zu Beginn dieser Arbeit wurde bereits erwähnt, dass das Erleiden einer akuten Infektion aufgrund einer erhöhten Anzahl an verpassten Trainingstagen zu Leistungseinbußen am Wettkampftag führen kann oder unter Umständen sogar die Teilnahme an einem Turnier verhindert (Schwellnus et al., 2016). In diesem Zusammenhang ergibt sich das Anliegen, zu untersuchen, ob der Einnahmebeginn einen Einfluss auf die verpassten Pre-Wettkampf-Trainingstage haben kann. Mehr als die Hälfte der Studien begannen mit der Supplementierung **vor** der Wettkampteilnahme (Mah et al., 2020a; Mah et al., 2020b; McFarlin et al., 2013; Nieman et al., 2008). Die RCT von Mah et al. (2020a) beobachtete als einzige Studie die Auswirkungen von Beta-Glucanen auf die Anzahl an verpassten Trainingstagen.

Es konnten zwar weniger verpasste Post-Marathon-Trainingstage festgestellt werden, die Anzahl an verpassten Pre-Marathon-Trainingstagen blieb jedoch unverändert. Damit konnte das Anliegen, mithilfe der Beta-Glucan-Supplementierung speziell die Anzahl an verpassten Trainingstagen **vor** dem Marathon zu reduzieren, nicht erfüllt werden. Die RCT von Talbott et al. (2009) und das erste Experiment (E1) von McFarlin et al. (2013) begannen mit der Einnahme erst im Anschluss an den Marathonlauf. Daher können diese beiden Untersuchungen keine Aussage über die Anzahl an verpassten Pre-Wettkampf-Trainingstagen treffen. McFarlin et al. (2013) führten zwei Experimente durch (E1 & E2), wobei die Supplementierung in E1 **nach** dem Marathon begann, während die Einnahme in E2 bereits 10 Tage **vor** der Übungsintervention startete. Bei dem Vergleich der Beobachtungen beider Experimente, stellt sich heraus, dass die genannten positiven Effekte der beiden Interventionsgruppen sowohl auftraten, wenn die Supplementierung erst **nach** dem Training erfolgte (E1) als auch, wenn die Supplementierung bereits **vor** der Trainingsintervention begann (E2). Aus dieser Beobachtung lässt sich schlussfolgern, dass die an die Übungseinheit anschließende Supplementierung ausreicht, wenn es nur darum geht, die Anzahl an verpassten Post-Marathon-Trainingstagen zu vermindern.

Bezüglich der Einnahmezeit ist bekannt, dass die Supplementierung bestimmter NEM in zeitlichem Abstand zu anderen Präparaten, Medikamenten oder Mahlzeiten erfolgen sollte, um mögliche unerwünschte Wechselwirkungen zu vermeiden (Zijp, Korver & Tijburg, 2000). Diverse diätische Faktoren können die Absorption beeinflussen, darunter sogenannte Polyphenole und Phytate aus Tee und Kaffee, die als hemmende Faktoren gelten (Zijp et al., 2000). In diesem Zusammenhang ist auch bekannt, dass Ballaststoffe die Bioverfügbarkeit bestimmter Makro- sowie Mikronährstoffe negativ beeinflussen können. (Palafox-Carlos, Ayala-Zavala & González-Aguilar, 2011). Zusammenfassend scheint es sinnvoll, sich bei der

Einnahme der Beta-Glucane an die Empfehlungen des Herstellers zu halten. Bei der Mehrheit der inkludierten Studien erwies sich die nüchterne Einnahme am Morgen, im 30-minütigen Abstand zur ersten Mahlzeit, als sinnvoll.

6.2.4 Einflussfaktor: Ursprung und Löslichkeit

Die Herkunft der in den inkludierten Studien verwendeten Beta-Glucane fiel sehr heterogen aus. Lediglich die Hefe-Beta-Glucane waren viermal vertreten, während die Beta-Glucane anderen Ursprungs nur in jeweils einer der eingeschlossenen Studien verwendet wurden. Auch die Einnahmefaktoren der Studien waren sichtlich verschieden. Aus diesem Grund können Unterschiede in den Ergebnissen nicht allein auf den Ursprung des Beta-Glucans zurückgeführt werden. Für einen solchen Rückschluss bedarf es Studien mit demselben Aufbau und identischen Bedingungen hinsichtlich der Dosierung und der Einnahmedauer. Nur auf diese Weise können genannte potenzielle Einflussfaktoren ausgeschlossen werden. Allgemein kann aus den Ergebnissen der inkludierten Studien jedoch geschlussfolgert werden, dass Hefe-, Algen- und Pilz-Beta-Glucane einen immunmodulierenden Effekt aufweisen. Lediglich bei Nieman et al. (2008) wurde bei der Verwendung eines Hafer-Beta-Glucans kein Effekt beobachtet, was möglicherweise auch auf die kurze Einnahmedauer zurückzuführen ist. Mah et al. (2020b) erweiterte die Ergebnisse der Voruntersuchung durch die Verwendung eines Beta-Glucans anderer Löslichkeit. Bei dem in beiden Studien verwendeten Supplement handelte es sich um ein Hefe-Beta-Glucan desselben Herstellers. Das unlösliche Beta-Glucan von Mah et al. (2020a) wurde mittels eines chemischen Verfahrens in ein lösliches Beta-Glucan umgewandelt. In der Folgeuntersuchung konnte beobachtet werden, dass die immunmodulierende Wirkung durch die strukturelle Veränderung größtenteils verloren ging (Mah et al., 2020b). Es bleibt jedoch umstritten, ob die Ergebnisse bezüglich des chemisch veränderten Hefe-Beta-Glucans auf natürlich vorkommende lösliche Getreide-Beta-Glucane übertragbar sind. Die Methode beschränkt die interne Validität der Untersuchung von Mah et al. (2020b). Aus diesem Grund sollte eine Verallgemeinerung der Erkenntnisse von Mah et al. (2020b), auf lösliche Beta-Glucane generell, vermieden werden. Auch in Experiment 1 von McFarlin et al. (2013) fand ein Vergleich der Wirksamkeit von Hefe-Beta-Glucanen unterschiedlicher Löslichkeit statt. Im Unterschied zu dem Ergebnis der beiden gerade diskutierten Studien, führte die Einnahme beider Beta-Glucan-Supplemente, unabhängig von der Löslichkeit, zu einer signifikanten Verringerung der Krankheitstage (McFarlin et al., 2013). In der Untersuchung von Nieman et al. (2008) wurde ein lösliches Beta-Glucan verwendet, wobei kein immunmodulierender Effekt beobachtet werden konnte. Die Unwirksamkeit könnte jedoch auch auf die kurze Einnahmedauer zurückzuführen sein. Zusammenfassend scheinen lösliche Beta-Glucane auch immunmodulierende Eigenschaften zu haben. Allerdings erwies sich die Zuverlässigkeit der Wirksamkeit von löslichen Beta-Glucanen im Vergleich zu unlöslichen Beta-Glucanen offenbar als geringer. In diesem Zusammenhang soll ein Rückbezug auf das Kapitel 2.6 zum Einfluss von Beta-Glucanen und deren Löslichkeit auf das Immunsystem erfolgen. Die Zellen des angeborenen Immunsystems, also Neutrophile, dendritische Zellen und Makrophagen, erkennen Beta-Glucane über ihre Oberflächenrezeptoren (Goodridge, Wolf & Underhill, 2009). Diese Immunzellen exprimieren mehrere Formen von Rezeptoren, welche Beta-Glucane auf unterschiedliche Weise erkennen (Goodridge et al., 2009). Einer der wichtigsten und meist erforschtesten Rezeptoren ist der Dectin-1-Rezeptor. Er ist in der Lage, die biologischen Wirkungen von Beta-Glucanen zu vermitteln, jedoch hängt die Aktivierung von der Löslichkeit des Beta-Glucans ab (Goodridge et al., 2009). Der Dectin-1-Rezeptor kann sowohl lösliche als aus unlösliche Beta-Glucane binden, jedoch induziert nur das unlösliche Beta-Glucan eine Immunreaktion (Goodridge et al., 2011). Das bedeutet nicht automatisch, dass lösliche Beta-Glucane das Immunsystem nicht stimulieren. Auch der Komplementrezeptor 3 spielt bei der Vermittlung eine wichtige Rolle. Er ist dazu fähig, mit löslichen Beta-Glucanen zu interagieren (Goodridge et al., 2009). Auf diese Weise sind auch lösliche Beta-Glucane in der Lage, das Immunsystem zu modulieren (Goodridge et al., 2009). Die verschiedenen Mechanismen der Rezeptoren lösen möglicherweise andere Immunreaktionen aus und können ursächlich für die unterschiedliche Wirkung von Beta-Glucanen verschiedener Löslichkeit sein (Goodridge et al., 2011). Diese Zusammenhänge auf zellulärer Ebene ergeben einen möglichen Erklärungsansatz für die Wirksamkeitsunterschiede zwischen Beta-Glucanen verschiedener Löslichkeit.

6.2.5 Einflussfaktor: Dosierung

Teilweise verwendeten die inkludierten Studien nennenswert unterschiedlich hohe Dosierungen. Bei der Mehrheit der Studien lag die Dosierung der Beta-Glucane zwischen 200 mg und 250 mg. Lediglich die Studie von Nieman et al. (2008) übertraf diese Dosierung mit 5.6 g deutlich. Trotz hoher Dosierung war sie die einzige Untersuchung, die keine signifikanten Effekte der Beta-Glucane auf das Immunsystem feststellen konnte. Mögliche Gründe dafür wurden bereits in den vorherigen Abschnitten aufgeführt. Aus diesem Ergebnis lässt sich schlussfolgern, dass eine höhere Dosis nicht automatisch in einer besseren Wirksamkeit resultiert. Es ergibt sich die Vermutung, dass die Dosis für eine optimale Wirksamkeit des Beta-Glucans bei löslichen und unlöslichen Beta-Glucanen unterschiedlich ist. Nach aktuellem Stand existieren nur Studien, die unterschiedliche Dosierungen von Beta-Glucanen mit derselben Löslichkeit vergleichen. Untersuchungen welche die Dosierungen von Beta-Glucane verschiedener Löslichkeit gegenüberstellen, existieren jedoch noch nicht und sollten Gegenstand weiterer Forschungen werden. Die RCT von Talbott et al. (2009) verglich unterschiedliche Dosierungen (250 mg/ 500 mg) eines unlöslichen Hefe-Beta-Glucans miteinander. Bei der Analyse der psychischen Gesundheit mittels der POMS-Bewertung fiel auf, dass einzelne der sechs Hauptfaktoren, wie die Vitalität, nur in der Gruppe mit höherer Dosierung beeinflusst wurden. Dadurch verbesserte sich in der Gruppe mit höherer Dosierung bereits nach zwei Wochen auch der globale Stimmungszustand. In der Gruppe mit niedriger Dosierung dauerte es bis zum Eintritt dieses Effekts doppelt so lange. Diese Beobachtung bietet einen Hinweis darauf, dass die auftretenden Effekte bei einer höheren Dosierung teilweise früher eintreten und gegebenenfalls stärker ausgeprägt sind. Im Gegensatz dazu stehen die Erkenntnisse der Metanalyse von Zhong et al. (2021). Bei der Durchführung von Subgruppenanalysen ergab sich, dass eine niedrigere Dosierung (≤ 250 mg/Tag) die Inzidenz sowie die Dauer von URTIs signifikant reduzierte, wohingegen bei höheren Dosierungen (> 250 mg/Tag) keine Effekte auftraten. Die Autoren der Metaanalyse schlussfolgerten, dass eine Dosierung von 250 mg für die URTI-Prävention ausreicht, was mit den Erkenntnissen dieser Arbeit übereinstimmt.

6.2.6 Einflussfaktor: Darreichungsform

Beta-Glucan-Supplemente sind meist Pulverkonzentrate, die auf unterschiedliche Weise eingenommen werden können. In der RCT von Mah et al. (2020a) wurden die Beta-Glucane in ein Getränk auf Milchbasis eingerührt. Die hohe Hitzeeinwirkung durch die Pasteurisierung schien die Wirkung des Supplements dabei nicht zu beeinträchtigen. Daraus kann geschlossen werden, dass die strukturellen

Eigenschaften der Beta-Glucane auch nach zusätzlicher Verarbeitung noch vorhanden sind. Auch in der Studie von Nieman et al. (2008) wurde das Beta-Glucan in Form eines Getränkepräparats eingenommen. Die Studie kam zu keinem positiven Ergebnis, was möglichweise aber auch auf andere bereits thematisierte Faktoren zurückzuführen ist. In den restlichen fünf Studien mit signifikanten Effekten auf die Prävention von URTIs wurden Kapseln verwendet, was aufgrund der positiven Ergebnisse als sinnvolle Darreichungsform gewertet werden kann. Weiterführend ergibt sich auf Grundlage der Erkenntnisse von der Studie von Mah et al. (2020a) die Überlegung, ob die Aufnahme des Supplements auch über die Zugabe zu anderen Lebensmitteln erfolgen kann. Jedoch müssten dafür mögliche Wechselwirkungen mit anderen Nahrungsbestandteilten genauer untersucht werden.

6.2.7 Einflussfaktor: Potenziell synergistische Effekte

Die gemeinsame Einnahme unterschiedlicher NEM kann potenziell synergistische Effekte auslösen (Rahman, Wahed, Fuchs, Baqui, & Alvarez, 2002). Einige NEM sind in der Lage, die Absorptionsrate anderer Nährstoffe zu steigern, während andere Supplemente aufnahmehemmende Effekte aufweisen (Kaltwasser et al., 1998; Rahman et al., 2002). Ein potenzieller Einflussfaktor auf das Ergebnis in der Studie von Bergendiova et al. (2011) ist die gemeinsame Supplementation von Vitamin C zusätzlich zu dem Beta-Glucan. Die Einnahme von Vitamin C kann womöglich auch an der Modulation des Immunsystems beteiligt gewesen sein. Daher bleibt ungeklärt, ob der beobachtete positive Effekt tatsächlich allein auf die Beta-Glucane zurückzuführen ist. Bezüglich der immunmodulierenden Eigenschaften unterschiedlicher NEM, untersuchte eine Metaanalyse von Moreira, Kekkonen, Delgado, Fonseca, Korpela & Haahtela (2007) unter anderem die Wirksamkeit von Vitamin C auf die Immundepression bei Sporttreibenden. Sie kam zu dem Ergebnis, dass zwei von 13 Studien zur Wirkung von Vitamin C auf die URTI-Prävention den infektionsvorbeugenden Effekt von Vitamin C unterstützen (Moreira et al., 2007). Die Dosis betrug bei diesen Studien jedoch 1000 mg/Tag, bei 500 mg konnten keine positiven Auswirkungen festgestellt werden (Moreira et al., 2007). Da in der RCT von Bergendiova et al. (2011) nur 200 mg Vitamin C am Tag supplementiert wurden, ist es vor dem Hintergrund der gerade genannten Metaanalyse eher unwahrscheinlich, dass der positive Effekt allein auf das Vitamin C zurückzuführen ist. Zudem bekam die Placebogruppe dieselbe Dosis Vitamin C, damit zumindest bei der Beobachtung von Gruppenunterschieden der Einfluss von Vitamin C als Störfaktor weitestgehend ausgeschlossen werden kann. Es ist nicht auszuschließen, dass Vitamin C und Beta-Glucane bei der gemeinsamen Einnahme eine synergistische Wirkung entfalten. Es gibt jedoch noch keine Untersuchungen, die diesen Zusammenhang belegen. Eine weitere Studie soll zum Vergleich mit der Untersuchung von Bergendiova et al. (2011) herangezogen werden. Die RCT von Bobovčák, Kuniaková, Gabriž & Majtán (2010) untersuchte die Auswirkungen desselben unlöslichen Pilz-Beta-Glucans (Imunoglukan®) wie die Studie von Bergendiova et al. (2011) auf die Immunantwort bei Ausdauersporttreibenden. Lediglich die Dosierung sowie die Einnahmedauer unterschieden sich. Anstatt zwei Kapseln täglich (200 mg BG; 200 mg Vitamin C), wie in der Untersuchung von Bergendiova et al. (2011), wurde nur eine Kapsel supplementiert (100 mg BG; 100 mg Vitamin C). Die Einnahme erfolgte über zwei Monate mit anschließend ebenso langem Nachbeobachtungszeitraum. Dem Ergebnis der Studie zufolge konnte in der Interventionsgruppe festgestellt werden, dass die Supplementation die belastungsinduzierte Reduktion der Aktivität der natürlichen Killerzellen (NKCA) signifikant reduzierte und die Abnahme der Anzahl an NK-Zellen nach intensiver körperlicher Belastung im Vergleich zur

Kontrollgruppe verringerte. Diese Studie unterstützt demnach die Erkenntnisse von Bergendiova et al. (2011). Mit einem Rückbezug auf die Kapitel 6.2.3 & 6.2.5 zu der Dosierung und Einnahmedauer als Einflussfaktor, gibt die Untersuchung einen Hinweis darauf, dass eine kürzere Einnahmedauer (2 Monate anstatt 3 Monate) sowie eine geringere Dosierung (100 mg/Tag anstatt 200 mg/Tag) bereits ausreichen, um die gewünschten gesundheitlichen Effekte zu erzielen. Weiterführend ergibt sich die Hypothese, dass eine kombinierte Einnahme von Beta-Glucanen mit anderen immunmodulierenden NEM die präventive Wirkung des Präparats potenziert. Zukünftige Studien könnten das Auftreten möglicher Synergieeffekte weiter untersuchen.

6.2.8 Einordnung der Ergebnisse in den aktuellen Forschungsstand

Der abschließende Abschnitt dieses Kapitels dient dazu, die Ergebnisse in den aktuellen Forschungsstand einzuordnen. Dazu werden vergleichbare Studien herangezogen. Bei der ersten Studie, die miteinbezogen wird, handelt es sich um eine RCT (N = 97; 18-65 Jahre), bei der durch die 90-tägige Gabe eines Hefe-Beta-Glucans (250 mg) die Dauer und der Schweregrad bestimmter URTI-Symptome verringert werden konnte (Fuller, Butt, Noakes, Kenyon, Yam & Calder, 2012). Eine weitere RCT zu den Auswirkungen von Beta-Glucanen auf Infektionen der oberen Atemwege bei älteren Erwachsenen (50-70 Jahre) konnte belegen, dass die tägliche Einnahme eines Hefe-Beta-Glucans (250 mg/Tag) über 90 Tage die Anzahl an Symptomtagen und damit die Dauer von URTI-Episoden verringerte (Fuller, Moore, Lewith, Stuart, Ormiston, Fisk, Noakes & Calder, 2017). Dies deckt sich mit den Ergebnissen der RCTs von Mah et al. (2020a), Evans et al. (2019) und McFarlin et al. (2013), die in ihren Untersuchungen auch jüngere Altersgruppen betrachteten. Unterstützt werden diese Erkenntnisse von einer weiteren

RCT (N = 299), bei der über einen Zeitraum von 16 Wochen die Supplementation eines Hefe-Beta-Glucans erfolgte (900 mg) (Dharsono, Rudnicka, Wilhelm & Schoen, 2019). Es konnte ein reduzierter Schweregrad der physischen Symptome in der ersten Woche einer auftretenden URTI-Episode in der Interventionsgruppe beobachtet werden, während die Inzidenz unbeeinflusst blieb (Dharsono et al., 2019). Eine andere RCT an 77 Frauen, die über einen Zeitraum von 12 Wochen ein Hefe-Beta-Glucan supplementierten (250 mg), berichtete von reduzierten Symptomen sowie von einem verbesserten allgemeinen Wohlbefinden (POMS). Eine systematische Übersichtsarbeit über die Auswirkungen von Pilz-Beta-Glucanen schloss 34 RCTs ein und kam zu dem Ergebnis, dass neben der Verbesserung des allgemeinen Wohlbefindens in erster Linie eine Stimulation des Immunsystems beobachtet werden konnte. Die verstärkte Immunabwehr konnte weiterführend die Inzidenz und die Symptome von Atemwegsinfektionen reduzieren (Vlassopoulou, Yannakoulia, Pletsa, Zervakis & Kyriacou, 2021). Eine weitere systematische Überprüfung von 39 RCTs (N = 16 797) untersuchte die Auswirkungen verschiedener NEM auf die Prävention und Behandlung von Atemwegsinfektionen (Shokri-Mashhadi, Kazemi, Saadat & Moradi, 2021). Sie kam zu dem Ergebnis, dass insbesondere die Einnahme von Hefe-Beta-Glucanen (250-900 mg/Tag) mit einer verminderten Anzahl an Symptomen und einer reduzierten Anzahl an Krankheitstagen verbunden ist (Shokri-Mashhadi et al., 2021). Darüber hinaus gibt das Review einen Hinweis darauf, dass auch andere Supplemente einen positiven Effekt auf URTIs haben (Shokri-Mashhadi et al., 2021). Quercetin kann beispielsweise die Inzidenz und die Dauer von oberen Atemweginfektionen reduzieren (Shokri-Mashhadi et al., 2021). Auch bestimmte Probiotika-Stämme, insbesondere Lactobacillus-Stämme, haben positive Auswirkungen auf die Prävention von viralen Atemwegserkrankungen (Shokri-Mashhadi et al., 2021). Es könnte demnach eventuell sinnvoll sein, bestimmte NEM miteinander zu kombinieren, damit sich die unterschiedlichen Auswirkungen auf das Immunsystem ergänzen. Zuvor sollten jedoch potenzielle Wechselwirkungen zwischen den NEM geprüft werden, um negative gesundheitliche Effekte zu vermeiden.

Zudem besteht weiterführend die Überlegung, ob der positive Effekt von Beta-Glucanen auf das Immunsystem auch auf andere infektiöse Erkrankungen übertragbar ist. In der Einleitung wurde bereits die Krebsforschung angesprochen, die schon länger ein Fokusgebiet der Beta-Glucan-Forschung darstellt. In Anbetracht der Aktualität der Pandemie der Coronavirus-Krankheit (COVID-19) besteht die Überlegung, ob die immunmodulierenden Eigenschaften der Beta-Glucane auch einen präventiven Effekt auf das Coronavirus (SARS-CoV-2) haben. Bei COVID-19 handelt es sich im Gegensatz zu URTIs um eine akute Infektion der unteren Atemwege. Es existieren bereits einige Übersichtsarbeiten, die sich mit der Frage beschäftigen, ob Beta-Glucane durch ihre antiviralen Effekte zur Prävention von COVID-19-Infektionen sowie der Linderung des Krankheitsverlaufes dienen können (Geller & Yan, 2020; Mirończuk-Chodakowska, Kujawowicz & Witkowska, 2021). Eine In-vitro-Studie gab den ersten Hinweis, dass Beta-Glucane das Potenzial für die Behandlung von COVID-19 aufweisen, indem sie das Atemwegssyndrom durch die Reduktion der unkontrollierten Freisetzung an pro-inflammatorischen Zytokinen reduzierten (Murphy et al., 2020). Jedoch existieren noch keine RCTs zu den Auswirkungen von Beta-Glucanen im Falle einer Corona-Infektion im menschlichen Organismus. Dies könnte Gegenstand zukünftiger Untersuchungen sein.

7 Fazit

Den Erkenntnissen dieser Übersichtsarbeit zufolge haben sich Beta-Glucan-Supplemente als wirksame Maßnahme zur Prävention von oberen Atemwegserkrankungen erwiesen. Sie zeigten positive Effekte auf die Verringerung der Inzidenz, der Dauer sowie des Schweregrads von URTIs bei gesunden, erwachsenen Ausdauersporttreibenden. Dabei bestätigte sich die Vermutung, dass die Eigenschaften des Präparats als auch die Einnahmefaktoren einen Einfluss auf die Wirksamkeit des Supplements haben. In Bezug auf die Löslichkeit des Supplements scheinen die unlöslichen Beta-Glucane den löslichen, hinsichtlich der immunmodulierenden Eigenschaften, in gewissem Maße überlegen zu sein. Innerhalb der Gruppe der unlöslichen Beta-Glucane konnten bei der Herkunft aus unterschiedlichen Ursprüngen keine nennenswerten Wirksamkeitsunterschiede festgestellt werden. Die Beta-Glucane aus Hefen, Pilzen und Algen wiesen also eine ähnliche Wirkung auf, wobei die Wirksamkeit der Hefe- und Pilz-Beta-Glucane besser erforscht war. Freizeitsporttreibende als auch Subelite- und Spitzensporttreibende konnten von denselben positiven Effekten profitieren, die auch bei Nicht-Sporttreibenden auftraten. Einen besonderen Nutzen der Beta-Glucan-Supplementation scheinen junge Erwachsene (≤ 45 Jahre) zu haben, da insbesondere bei der mittleren Altersgruppe der Sporttreibenden eine hohe Prävalenz für URTIs beobachtet werden konnte. In Bezug auf die Darreichungsform schien die Supplementation in Form eines Getränkepräparats genauso wirksam zu sein wie die Einnahme von Kapseln. Obwohl es in einer Studie Hinweise darauf gab, dass eine höhere Dosierung (500 mg/Tag) bereits bei einer kürzeren Einnahmedauer positive Effekte zeigte, deuteten weitere herangezogene Studien darauf hin, dass eine niedrigere Dosierung von (200-250 mg/Tag) ausreichend ist, um eine optimale Wirkungsentfaltung zu erhalten, vorausgesetzt der Einnahmezeitraum ist lang genug ist. Bei der Einnahmedauer erwies sich die Supplementation von circa 12 Wochen als sinnvoll, kürzere Zeitspannen führten nicht immer zur vollen Ausschöpfung der positiven Effekte, während längere Einnahmedauern keinen zusätzlichen Nutzen brachten. Die Einnahme sollte bestenfalls morgens auf nüchternen Magen, in einem 30-minütigen Abstand zum Frühstück, erfolgen. Der optimale Einnahmebeginn ist abhängig davon, ob eine Wettkampfteilnahme bevorsteht oder das normale Training beibehalten wird. Im Fall der Teilnahme an einem sportlichen Turnier ist die Supplementation ab dem Tag der Teilnahme ausreichend, um anschließende Erkrankungen und dadurch verpasste Post-Wettkampf-Trainingstage zu vermindern. Abschließend soll auf Einschränkungen dieser Übersichtsarbeit hingewiesen werden. Eine Limitation dieser Übersichtsarbeit ist die begrenzte Vergleichbarkeit der inkludierten Studien aufgrund der hohen Heterogenität der durchgeführten Interventionen. Da sich meist gleich mehrere der Einnahmefaktoren, wie der Ursprung, die Dosierung und die Löslichkeit, gleichzeitig unterschieden, ist ein Rückschluss der beobachteten Effekte auf den dafür ursächlichen Einflussfaktor nur bedingt möglich. Die oben genannten Empfehlungen basieren demnach auf beobachteten Tendenzen. Es bedarf weiterer Untersuchungen, um diese Vermutungen zu überprüfen.

8 Ausblick

Zum Abschluss erfolgt ein Ausblick, bei dem aus den herausgearbeiteten Forschungsdefiziten mögliche resultierende Vorschläge für weiterführende Untersuchungen vorgestellt werden. Eine beobachtete Forschungslücke ist die Beurteilung von Supplementeigenschaften und Einnahmefaktoren auf die immunmodulierende Wirkung von Beta-Glucanen. Es ergibt sich das Anliegen, zusätzliche Vergleichsstudien im Bereich der Beta-Glucane zu konzipieren. Mögliche Vorschläge für zukünftige Vergleichsstudien wären neben einer Gegenüberstellung unterschiedlicher Ursprünge, Löslichkeiten, Dosierungen, Einnahmedauern und -zeitpunkte auch die Durchführung von Subgruppenanalysen unterschiedlicher Altersgruppen sowie Trainingsniveaus. Die Studien sollten sich dabei immer nur auf einen der gennannten Faktoren beschränken und die restlichen Bedingungen unverändert beibehalten, um mögliche Störfaktoren zu minimieren. Auf diese Weise soll ein Rückschluss von Wirksamkeitsunterschieden auf die dafür ursächlichen Einflussfaktoren gewährleistet werden. Zusätzlich sollten weitere Forschungen erfolgen, die einen Nachbeobachtungszeitraum an die Supplementation anschließen, um die Langzeiteffekte der Beta-Glucane zu untersuchen. Dabei sollte ein möglicher Zusammenhang mit der Dosierung und der Einnahmedauer überprüft werden, um herauszufinden, ob ein längerer Einnahmezeitraum oder eine höhere Dosierung einen Effekt auf die Nachhaltigkeit der Wirkung hat. Da es neben den Beta-Glucanen auch andere NEM gibt, die einen positiven Effekt auf das Immunsystem zu haben scheinen, könnte es sinnvoll sein, verschiedene Supplemente miteinander zu kombinieren. Es besteht die Hypothese, dass sich durch die Kombination bestimmter immunmodulierender NEM synergistische Effekte ergeben, welche möglicherweise zur Potenzierung der präventiven Wirkung beitragen. In diesem Zusammenhang ergibt sich die Notwendigkeit, auch potenzielle unerwünschte Wechselwirkungen weiter zu erforschen, um gesundheitlich negative Einflüsse zu vermeiden. Zudem ergibt sich die Überlegung, ob die Beta-Glucane auch bei der Prävention und der Behandlung von Corona-Infektionen eingesetzt werden können. Zukünftige Studien sollten die Übertragbarkeit der infektionsvorbeugenden Wirkung von Beta-Glucanen auf Erkrankungen unterer Atemwege, darunter COVID-19, überprüfen. In Anbetracht der Erkenntnisse dieser Übersichtsarbeit lässt sich zusammenfassend sagen, dass sich die Beta-Glucane als wirksames NEM für Ausdauersporttreibende hinsichtlich der URTI-Prävention erwiesen haben. Da die Beta-Glucane eine sehr heterogene Substanzklasse darstellen, sollte zwischen Beta-Glucanen unterschiedlichen Ursprungs und verschiedener Löslichkeit unterschieden werden. Um den Einfluss der Supplementeigenschaften und der Einnahmeumstände auf die Wirksamkeit des Präparats genauer zu bewerten, bedarf es weitere qualitativ hochwertige Forschungen.

9 Literaturverzeichnis

Akramiene, D., Kondrotas, A., Didziapetriene, J. & Kevelaitis, E. (2007). Effects of beta-glucans on the immune system. *Medicina,* 43(8), 597–606.

Bergendiova, K., Tibenska, E. & Majtan, J. (2011). Pleuran (β-glucan from Pleurotus ostreatus) supplementation, cellular immune response and respiratory tract infections in athletes. *European journal of applied physiology, 111*(9), 2033–2040. https://doi.org/10.1007/s00421-011-1837-z

Bobovčák, M., Kuniaková, R., Gabriž, J. & Majtán, J. (2010). Effect of Pleuran (β-glucan from Pleurotus ostreatus) supplementation on cellular immune response after intensive exercise in elite athletes. *Applied physiology, nutrition, and metabolism, 35*(6), 755–762. https://doi.org/10.1139/H10-070

Breitbart, P., Gärtner, B. C., Wolfarth, B. & Meyer, T. (2017). Upper Respiratory Tract Infections in Elite Athletes: Risk Factors, Prevention and Return to Sports. *Deutsche Zeitschrift für Sportmedizin, 68,* 189-195. https://doi.org/10.5960/dzsm.2017.293

Brown, G. D. & Gordon, S. (2005). Immune recognition of fungal beta-glucans. *Cellular microbiology, 7*(4), 471–479. https://doi.org/10.1111/j.1462-5822.2005.00505.x

Chan, G. C., Chan, W. K. & Sze, D. M. (2009). The effects of beta-glucan on human immune and cancer cells. *Journal of hematology & oncology, 2*(25). https://doi.org/10.1186/1756-8722-2-25

Chen, J. & Seviour, R. (2007). Medicinal importance of fungal beta-(1–>3), (1–>6)-glucans. *Mycological research, 111*(6), 635–652. https://doi.org/10.1016/j.mycres.2007.02.011

Cicchella, A., Stefanelli, C. & Massaro, M. (2021). Upper Respiratory Tract Infections in Sport and the Immune System Response. A Review. *Biology, 10*(5), 362. https://doi.org/10.3390/biology10050362

Ciecierska, A., Drywień, M. E., Hamulka, J. & Sadkowski, T. (2019). Nutraceutical functions of beta-glucans in human nutrition. *Roczniki Panstwowego Zakladu Higieny, 70*(4), 315–324. https://doi.org/10.32394/rpzh.2019.0082

Cox, A. J., Gleeson, M., Pyne, D. B., Callister, R., Hopkins, W. G. & Fricker, P. A. (2008). Clinical and laboratory evaluation of upper respiratory symptoms in elite athletes. *Clinical journal of sport medicine, 18*(5), 438–445. https://doi.org/10.1097/JSM.0b013e318181e501

Davis, J. M., Murphy, E. A., Brown, A. S., Carmichael, M. D., Ghaffar, A. & Mayer, E. P. (2004). Effects of moderate exercise and oat beta-glucan on innate immune function and susceptibility to respiratory infection. *American journal of physiology, 286*(2), R366–R372. https://doi.org/10.1152/ajpregu.00304.2003

De Marco Castro, E., Calder, P. C. & Roche, H. M. (2021). β-1,3/1,6-Glucans and Immunity: State of the Art and Future Directions. *Molecular nutrition & food research, 65*(1), e1901071. https://doi.org/10.1002/mnfr.201901071

Dharsono, T., Rudnicka, K., Wilhelm, M. & Schoen, C. (2019). Effects of Yeast (1,3)-(1,6)-Beta-Glucan on Severity of Upper Respiratory Tract Infections: A Double-Blind, Randomized, Placebo-Controlled Study in Healthy Subjects. *Journal of the American College of Nutrition, 38*(1), 40–50. https://doi.org/10.1080/07315724.2018.1478339

Du, B., Meenu, M., Liu, H. & Xu, B. (2019). A Concise Review on the Molecular Structure and Function Relationship of β-Glucan. *International journal of molecular sciences, 20*(16), 4032. https://doi.org/10.3390/ijms20164032

Ekblom, B., Ekblom, O. & Malm, C. (2006). Infectious episodes before and after a marathon race. *Scandinavian journal of medicine & science in sports, 16*(4), 287–293. https://doi.org/10.1111/j.1600-0838.2005.00490.x

Evans, M., Falcone, P. H., Crowley, D. C., Sulley, A. M., Campbell, M., Zakaria, N., Lasrado, J. A., Fritz, E. P. & Herrlinger, K. A. (2019). Effect of a *Euglena gracilis* Fermentate on Immune Function in Healthy, Active Adults: A Randomized, Double-Blind, Placebo-Controlled Trial. *Nutrients, 11*(12), 2926. https://doi.org/10.3390/nu11122926

Fendrick, A. M., Monto, A. S., Nightengale, B. & Sarnes, M. (2003). The economic burden of non-influenza-related viral respiratory tract infection in the United States. *Archives of internal medicine, 163*(4), 487–494. https://doi.org/10.1001/archinte.163.4.487

Fuller, R., Butt, H., Noakes, P. S., Kenyon, J., Yam, T. S. & Calder, P. C. (2012). Influence of yeast-derived 1,3/1,6 glucopolysaccharide on circulating cytokines and chemokines with respect to upper respiratory tract infections. *Nutrition, 28*(6), 665–669. https://doi.org/10.1016/j.nut.2011.11.012

Fuller, R., Moore, M. V., Lewith, G., Stuart, B. L., Ormiston, R. V., Fisk, H. L., Noakes, P. S. & Calder, P. C. (2017). Yeast-derived β-1,3/1,6 glucan, upper respiratory tract infection and innate immunity in older adults. *Nutrition, 39-40*, 30–35. https://doi.org/10.1016/j.nut.2017.03.003

Geller, A. & Yan, J. (2020). Could the Induction of Trained Immunity by β-Glucan Serve as a Defense Against COVID-19?. *Frontiers in immunology, 11*, 1782. https://doi.org/10.3389/fimmu.2020.01782

Goodridge, H. S., Reyes, C. N., Becker, C. A., Katsumoto, T. R., Ma, J., Wolf, A. J., Bose, N., Chan, A. S., Magee, A. S., Danielson, M. E., Weiss, A., Vasilakos, J. P. & Underhill, D. M. (2011). Activation of the innate immune receptor Dectin-1 upon formation of a 'phagocytic synapse'. *Nature, 472*(7344), 471–475. https://doi.org/10.1038/nature10071

Goodridge, H. S., Wolf, A. J. & Underhill, D. M. (2009). Beta-glucan recognition by the innate immune system. *Immunological reviews, 230*(1), 38–50. https://doi.org/10.1111/j.1600-065X.2009.00793.x

Kaltwasser, J. P., Werner, E., Schalk, K., Hansen, C., Gottschalk, R. & Seidl, C. (1998). Clinical trial on the effect of regular tea drinking on iron accumulation in genetic haemochromatosis. *Gut, 43*(5), 699–704. https://doi.org/10.1136/gut.43.5.699

Kim, H. S., Hong, J. T., Kim, Y. & Han, S. B. (2011). Stimulatory Effect of β-glucans on Immune Cells. *Immune network, 11*(4), 191–195. https://doi.org/10.4110/in.2011.11.4.191

LaVoy, E. C., McFarlin, B. K. & Simpson, R. J. (2011). Immune responses to exercising in a cold environment. *Wilderness & environmental medicine, 22*(4), 343–351. https://doi.org/10.1016/j.wem.2011.08.005

Mah, E., Kaden, V. N., Kelley, K. M. & Liska, D. J. (2020a). Beverage Containing Dispersible Yeast β-Glucan Decreases Cold/Flu Symptomatic Days After Intense Exercise: A Randomized Controlled Trial. *Journal of dietary supplements, 17*(2), 200–210. https://doi.org/10.1080/19390211.2018.1495676

Mah, E., Kaden, V. N., Kelley, K. M. & Liska, D. J. (2020b). Soluble and Insoluble Yeast β-Glucan Differentially Affect Upper Respiratory Tract Infection in Marathon Runners: A Double-Blind, Randomized Placebo-Controlled Trial. *Journal of medicinal food, 23*(4), 416–419. https://doi.org/10.1089/jmf.2019.0076

Mårtensson, S., Nordebo, K. & Malm, C. (2014). High Training Volumes are Associated with a Low Number of Self-Reported Sick Days in Elite Endurance Athletes. *Journal of sports science & medicine, 13*(4), 929–933.

Matthews, C. E., Ockene, I. S., Freedson, P. S., Rosal, M. C., Merriam, P. A. & Hebert, J. R. (2002). Moderate to vigorous physical activity and risk of upper-respiratory tract infection. *Medicine and science in sports and exercise, 34*(8), 1242–1248. https://doi.org/10.1097/00005768-200208000-00003

McFarlin, B. K., Carpenter, K. C., Davidson, T. & McFarlin, M. A. (2013). Baker's yeast beta glucan supplementation increases salivary IgA and decreases cold/flu symptomatic days after intense exercise. *Journal of dietary supplements, 10*(3), 171–183. https://doi.org/10.3109/19390211.2013.820248

Mirończuk-Chodakowska, I., Kujawowicz, K. & Witkowska, A. M. (2021). Beta-Glucans from Fungi: Biological and Health-Promoting Potential in the COVID-19 Pandemic Era. *Nutrients, 13(*11), 3960. https://doi.org/10.3390/nu13113960

Moreira, A., Delgado, L., Moreira, P. & Haahtela, T. (2009). Does exercise increase the risk of upper respiratory tract infections?. *British medical bulletin, 90,* 111–131. https://doi.org/10.1093/bmb/ldp010

Moreira, A., Kekkonen, R. A., Delgado, L., Fonseca, J., Korpela, R. & Haahtela, T. (2007). Nutritional modulation of exercise-induced immunodepression in athletes: a systematic review and meta-analysis. *European journal of clinical nutrition, 61*(4), 443–460. https://doi.org/10.1038/sj.ejcn.1602549

Mourtzoukou, E. G. & Falagas, M. E. (2007). Exposure to cold and respiratory tract infections. *The international journal of tuberculosis and lung disease, 11*(9), 938–943.

Murphy, E. A., Davis, J. M., Brown, A. S., Carmichael, M. D., Carson, J. A., Van Rooijen, N., Ghaffar, A. & Mayer, E. P. (2008). Benefits of oat beta-glucan on respiratory infection following exercise stress: role of lung macrophages. *American journal of physiology. Regulatory, integrative and comparative physiology, 294*(5), 1593–1599. https://doi.org/10.1152/ajpregu.00562.2007

Murphy, E. J., Masterson, C., Rezoagli, E., O'Toole, D., Major, I., Stack, G. D., Lynch, M., Laffey, J. G. & Rowan, N. J. (2020). β-Glucan extracts from the same edible shiitake mushroom Lentinus edodes produce differential in-vitro immunomodulatory and pulmonary cytoprotective effects - Implications for coronavirus disease (COVID-19) immunotherapies. *The Science of the total environment, 732*, 139330. https://doi.org/10.1016/j.scitotenv.2020.139330

Nakashima, A., Yamada, K., Iwata, O., Sugimoto, R., Atsuji, K., Ogawa, T., Ishibashi-Ohgo, N. & Suzuki, K. (2018). β-Glucan in Foods and Its Physiological Functions. *Journal of nutritional science and vitaminology, 64*(1), 8–17. https://doi.org/10.3177/jnsv.64.8

Nieman D. C. (2000). Is infection risk linked to exercise workload?. *Medicine and science in sports and exercise, 32*(7), 406–411. https://doi.org/10.1097/00005768-200007001-00005

Nieman D. C. (1997). Risk of upper respiratory tract infection in athletes: an epidemiologic and immunologic perspective. *Journal of athletic training, 32*(4), 344–349.

Nieman D. C. (2008). Immunonutrition support for athletes. *Nutrition reviews, 66*(6), 310–320. https://doi.org/10.1111/j.1753-4887.2008.00038.x

Nieman D. C. (1995). Upper respiratory tract infections and exercise. *Thorax, 50*(12), 1229–1231. https://doi.org/10.1136/thx.50.12.1229

Nieman, D. C., Henson, D. A., McMahon, M., Wrieden, J. L., Davis, J. M., Murphy, E. A., Gross, S. J., McAnulty, L. S. & Dumke, C. L. (2008). Beta-glucan, immune function, and upper respiratory tract infections in athletes. *Medicine and science in sports and exercise, 40*(8), 1463–1471. https://doi.org/10.1249/MSS.0b013e31817057c2

Nieman, D. C., Johanssen, L. M., Lee, J. W. & Arabatzis, K. (1990). Infectious episodes in runners before and after the Los Angeles Marathon. *The Journal of sports medicine and physical fitness, 30*(3), 316–328.

Novak, M. & Vetvicka, V. (2008). Beta-glucans, history, and the present: immunomodulatory aspects and mechanisms of action. *Journal of immunotoxicology, 5*(1), 47–57. https://doi.org/10.1080/15476910802019045

Palafox-Carlos, H., Ayala-Zavala, J. F. & González-Aguilar, G. A. (2011). The role of dietary fiber in the bioaccessibility and bioavailability of fruit and vegetable antioxidants. *Journal of food science, 76*(1), 6–15. https://doi.org/10.1111/j.1750-3841.2010.01957.x

Rahman, M. M., Wahed, M. A., Fuchs, G. J., Baqui, A. H. & Alvarez, J. O. (2002). Synergistic effect of zinc and vitamin A on the biochemical indexes of vitamin A nutrition in children. *The American journal of clinical nutrition, 75*(1), 92–98. https://doi.org/10.1093/ajcn/75.1.92

Schwellnus, M., Soligard, T., Alonso, J. M., Bahr, R., Clarsen, B., Dijkstra, H. P., Gabbett, T. J., Gleeson, M., Hägglund, M., Hutchinson, M. R., Janse Van Rensburg, C., Meeusen, R., Orchard, J. W., Pluim, B. M., Raftery, M., Budgett, R. & Engebretsen, L. (2016). How much is too much? (Part 2) International Olympic Committee consensus statement on load in sport and risk of illness. *British journal of sports medicine, 50*(17), 1043–1052. https://doi.org/10.1136/bjsports-2016-096572

Scrimshaw N. S. (2003). Historical concepts of interactions, synergism and antagonism between nutrition and infection. *The Journal of nutrition, 133*(1), 316–321. https://doi.org/10.1093/jn/133.1.316S

Shaw, D. M., Merien, F., Braakhuis, A. & Dulson, D. (2018). T-cells and their cytokine production: The anti-inflammatory and immunosuppressive effects of strenuous exercise. *Cytokine, 104*, 136–142. https://doi.org/10.1016/j.cyto.2017.10.001

Shokri-Mashhadi, N., Kazemi, M., Saadat, S. & Moradi, S. (2021). Effects of select dietary supplements on the prevention and treatment of viral respiratory tract infections: a systematic review of randomized controlled trials. *Expert review of respiratory medicine, 15*(6), 805–821. https://doi.org/10.1080/17476348.2021.1918546

Sima, P., Vannucci, L. & Vetvicka, V. (2018). β-glucans and cholesterol (Review). *International journal of molecular medicine, 41*(4), 1799–1808. https://doi.org/10.3892/ijmm.2018.3411

Statistisches Bundesamt. (2022a). Beliebteste aktiv betriebene Sportarten in Deutschland im Jahr 2020. https://de.statista.com/statistik/daten/studie/267483/umfrage/beliebteste-sportarten-der-deutschen/

Statistisches Bundesamt. (2023a). Bevölkerung in Deutschland nach Häufigkeit des Sporttreibens in der Freizeit von 2017 bis 2021. https://de.statista.com/statistik/daten/studie/171911/umfrage/haeufigkeit-sport-treiben-in-der-freizeit/

Statistisches Bundesamt. (2022b). Personen in Deutschland, die in der Freizeit (häufig oder ab und zu) Jogging, Wald- oder Geländelauf betreiben, nach Geschlecht im Jahr 2022. https://de.statista.com/statistik/daten/studie/272408/umfrage/jogger-wald-und-gelaendelaeufer-in-deutschland-nach-geschlecht/#statisticContainer

Statistisches Bundesamt. (2023b). Welche sportlichen Aktivitäten werden sie weiterhin häufiger ausüben als vor der Pandemie?. https://de.statista.com/statistik/daten/studie/1311151/umfrage/umfrage-zu-sportlichen-aktivitaeten-nach-der-pandemie/

Steimbach, L., Borgmann, A. V., Gomar, G. G., Hoffmann, L. V., Rutckeviski, R., de Andrade, D. P. & Smiderle, F. R. (2021). Fungal beta-glucans as adjuvants for treating cancer patients - A systematic review of clinical trials. *Clinical nutrition, 40*(5), 3104–3113. https://doi.org/10.1016/j.clnu.2020.11.029

Stier, H., Ebbeskotte, V. & Gruenwald, J. (2014). Immune-modulatory effects of dietary Yeast Beta-1,3/1,6-D-glucan. *Nutrition journal, 13*, 38. https://doi.org/10.1186/1475-2891-13-38

Straus, S. E., Richardson, W. S., Glasziou, P. & Haynes, R. B. (2010). *Evidence-Based Medicine. How to Practice and Teach EBM* (4th ed.). Churchill Livingstone, S.15- 16.

Talbott, S. M. & Talbott, J. A. (2012). Baker's yeast beta-glucan supplement reduces upper respiratory symptoms and improves mood state in stressed women. *Journal of the American College of Nutrition, 31*(4), 295–300. https://doi.org/10.1080/07315724.2012.10720441

Talbott, S. & Talbott, J. (2009). Effect of BETA 1, 3/1, 6 GLUCAN on Upper Respiratory Tract Infection Symptoms and Mood State in Marathon Athletes. *Journal of sports science & medicine, 8*(4), 509–515.

Thomas, M. & Bomar, P. A. (2022). Upper Respiratory Tract Infection. In *StatPearls.* StatPearls Publishing.

Tsagarakis, N. J., Sideri, A., Makridis, P., Triantafyllou, A., Stamoulakatou, A., & Papadogeorgaki, E. (2018). Age-related prevalence of common upper respiratory pathogens, based on the application of the FilmArray Respiratory panel in a tertiary hospital in Greece. *Medicine, 97*(22), e10903. https://doi.org/10.1097/MD.0000000000010903

Vetvicka, V., Vannucci, L., Sima, P. & Richter, J. (2019). Beta Glucan: Supplement or Drug? From Laboratory to Clinical Trials. *Molecules, 24*(7), 1251. https://doi.org/10.3390/molecules24071251

Vetvicka, V. & Vetvickova, J. (2014). Natural immunomodulators and their stimulation of immune reaction: true or false?. *Anticancer research, 34*(5), 2275–2282.

Vlassopoulou, M., Yannakoulia, M., Pletsa, V., Zervakis, G. I. & Kyriacou, A. (2021). Effects of fungal beta-glucans on health - a systematic review of randomized controlled trials. *Food & function, 12*(8), 3366–3380. https://doi.org/10.1039/d1fo00122a

Zhong, K., Liu, Z., Lu, Y. & Xu, X. (2021). Effects of yeast β-glucans for the prevention and treatment of upper respiratory tract infection in healthy subjects: a systematic review and meta-analysis. *European journal of nutrition, 60*(8), 4175–4187. https://doi.org/10.1007/s00394-021-02566-4

Zijp, I. M., Korver, O. & Tijburg, L. B. (2000). Effect of tea and other dietary factors on iron absorption. *Critical reviews in food science and nutrition, 40*(5), 371–398. https://doi.org/10.1080/10408690091189194

Anhang A

Einfluss der Belastungsintensität auf das Infektionsrisiko: Kurvenmodelle

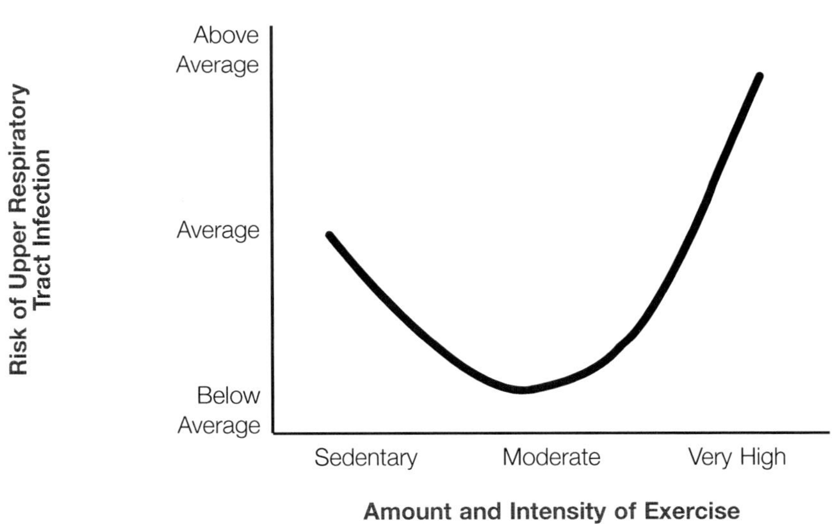

Abbildung A1. J-förmiges Kurvenmodell zum Zusammenhang von Belastungsintensität und Infektionsrisiko

Quelle: Nieman, 1995, S. 1229

Anhang A

Einfluss der Belastungsintensität auf das Infektionsrisiko: Kurvenmodelle

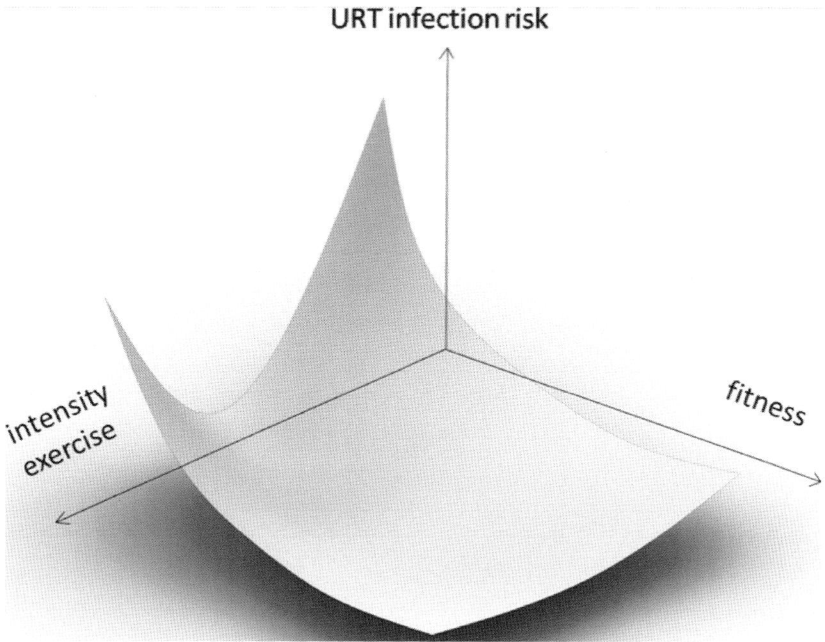

Abbildung A2. Dreidimensionales Kurvenmodell zur Beziehung zwischen Belastungsintensität und Infektionsrisiko unter Berücksichtigung des Leistungsniveaus

Quelle: Moreira et al., 2019, S.122

Anhang A

Einfluss der Belastungsintensität auf das Infektionsrisiko: Kurvenmodelle

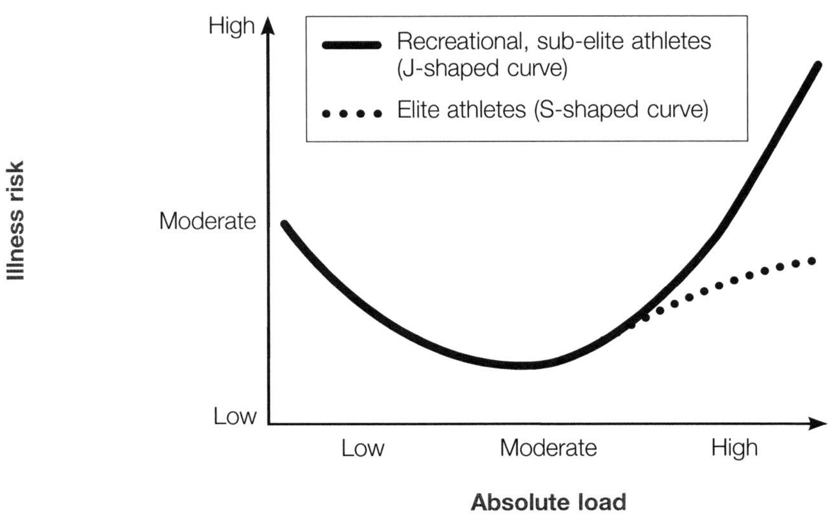

Abbildung A3. S-förmiges Kurvenmodell zur Beziehung zwischen Belastungsintensität und Infektionsrisiko unter Berücksichtigung des Leistungsniveaus

Quelle: Schwellnus et al., 2016, S.1047

Anhang B

Beta-Glucane: Struktur & Wirkung im menschlichen Organismus

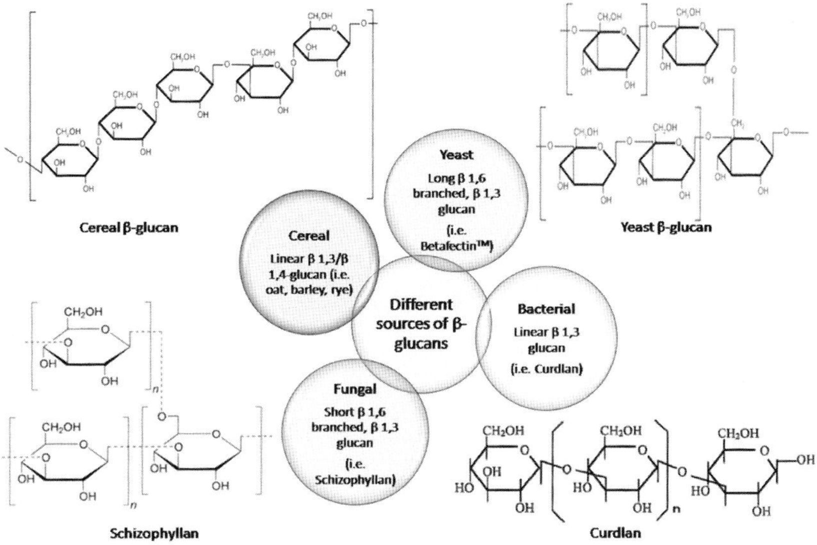

Abbildung B1 – Text in der Grafik:

Abbildung B1. Molekulare Struktur von Beta-Glucanen unterschiedlichen Ursprungs (Getreide, Hefe, Bakterien, Pilze)

Quelle: Du et al. 2019, S.2

Anhang B

Beta-Glucane: Struktur & Wirkung im menschlichen Organismus

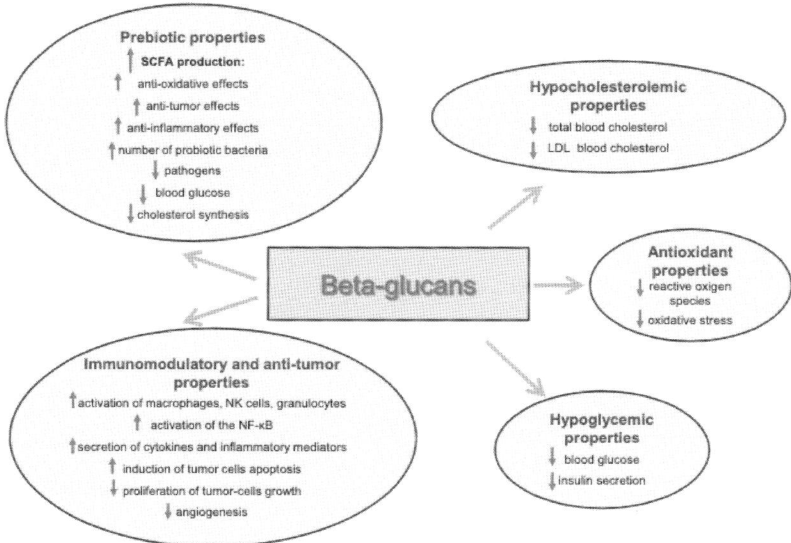

Figure 2. Health benefits of *beta*-glucans [own elaboration]

Abbildung B2. Gesundheitliche Vorteile von Beta-Glucanen

Quelle: Ciecierska et al., 2019, S.319

Anhang B

Beta-Glucane: Struktur & Wirkung im menschlichen Organismus

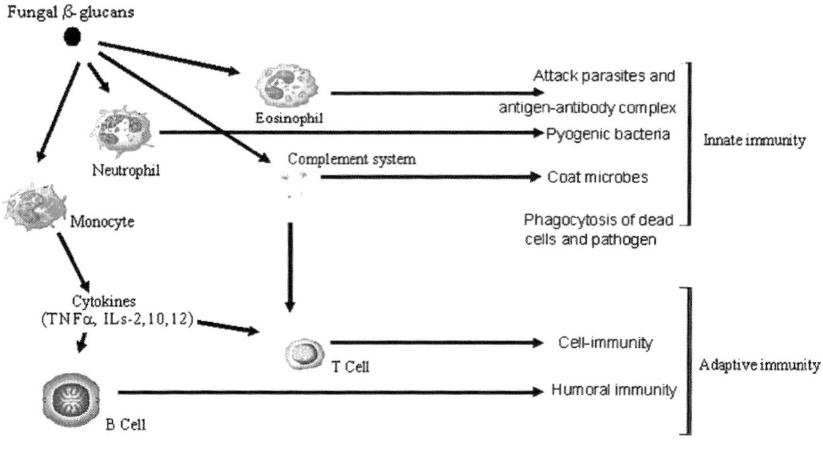

Abbildung B3. Durch Beta-Glucane induzierte Immunaktivierung

Chen & Seviour, 2007, S.638

Anhang C

Methodisches Vorgehen: Definition von Ein- und Ausschlusskriterien

Tabelle C

Tabellarische Darstellung der Ein- und Ausschlusskriterien für die systematische Literaturrecherche

	Einschlusskriterien	**Ausschlusskriterien**
Patient	✓ Ausdauersporttreibende ➜ Wettkampfteilnehmende (zur Gewährleistung einer hohen Trainingsintensität) **oder** Freizeitsporttreibende mit hohem Aktivitätsniveau ✓ Gesunde Erwachsene (Alter: 18-66 Jahre)	✗ Kinder, Senioren, Hochbetagte ➜ Alter: < 18 Jahre; > 66 Jahre ✗ Nicht-Sportler:innen ✗ Vorliegen chronischer Atemwegserkrankungen (Asthma, COPD etc.) ✗ Vorliegen einer Immunschwäche (HIV, chronische Hepatitis etc.) ✗ Raucher:innen ✗ Untersuchungen an Mäusen
Intervention[a]	**Informationen zum Präparat: Supplementeigenschaften & Einnahmeaspekte** ✓ Ursprung (Hefe, Hafer, Alge, Pilz) ✓ Löslichkeit (löslich, unlöslich) ✓ Dosierung (mg/Tag) und Dauer der Einnahme (Wochen) ✓ Darreichungsform (Kapseln, Getränkepräparat etc.) ✓ Einnahmedauer und -beginn (Tagen) ✓ Einnahmezeitpunkt (Tageszeit)	✗ Unzureichende Informationen zum Präparat (Supplementeigenschaften und Einnahmeaspekten)

Comparison	✓ Beta-Glucan-Interventionsgruppe ✓ Kontrollgruppe/ Placebogruppe	✗ Nicht-Vorhandensein einer Beta-Glucan-Interventions- oder Kontrollgruppe
Outcome	**Primäre Ergebnisse** **(1) Inzidenz** (Häufigkeit von URTI-Episoden [≥ 2 aufeinanderfolgende Symptomtage]) **(2) Dauer** (Anzahl an aufeinanderfolgenden URTI-symptomatischen Tage/ Krankheitstage) **(3) (Gesamt)schweregrad** (Stärke und Ausprägung der Symptome)	✗ Fehlende Dokumentation von auftretenden URTIs ✗ Nicht-Betrachtung der in dieser Arbeit definierten primären Ergebnisse
Studiendesign	✓ Randomisiert kontrollierte Studien → bevorzugt ✓ Klinische Studien ✓ Englischsprachige Literatur	✗ Reviews & Systematische Reviews ✗ Meta-Analysen ✗ Beobachtungsstudien → Kohortenstudien, Fall-Kontroll-Studien ✗ Fallstudien ✗ Nicht-englischsprachige Literatur

Anmerkungen. HIV (Humanes Immundefizienz-Virus), COPD (Chronisch obstruktive Lungenerkrankung). [a] Informationen zum Präparat (Supplementeigenschaften sowie Einnahmeaspekte).

Anhang D

Übersichtstabellen zu den Inhalten der inkludierten Studien

Tabelle D1

Tabellarische Darstellung von Studienmerkmalen der inkludierten Studien

	Studie 1	Studie 2
Titel	Beverage Containing Dispersible Yeast β-Glucan Decreases Cold/Flu Symptomatic Days After Intense Exercise: A Randomized Controlled Trial	Soluble and Insoluble Yeast β-Glucan Differentially Affect Upper Respiratory Tract Infection in Marathon Runners: A Double-Blind, Randomized Placebo-Controlled Trial
Autoren	Mah, Kaden, Kelley & Liska	Mah, Kaden, Kelley & Liska
Studiendesign	RCT doppelblind, placebokontrolliert	RCT doppeltblind, placebokontrolliert
Jahreszahl der Veröffentlichung	2020	2020
Aktiv betriebene Sportart	Marathonlaufende	Marathonlaufende
Alter der Teilnehmenden in Jahren ggf. Mittelwert ± SE (IG/PG)	18–66 Jahre	19–65 Jahre
Strichprobengröße	202	278
	Studie 3	**Studie 4**
Titel	Effect of a Euglena gracilis Fermentate on Immune Function in Healthy, Active Adults: A Randomized, Double-Blind, Placebo-Controlled Trial	Effect of BETA 1, 3/1, 6 GLUCAN on Upper Respiratory Tract Infection Symptoms and Mood State in Marathon Athletes
Autoren	Evans et al.	Talbott & Talbott
Studiendesign	RCT doppelblind, placebokontrolliert	RCT doppelblind, placebokontrolliert
Jahreszahl der Veröffentlichung	2019	2009
Aktiv betriebene Sportart	Ausdauertrainierte Teilnehmende (1,5-3 h/Tag für 5-6 Tage/Woche)	Marathonlaufende
Alter der Teilnehmenden in Jahren ggf. Mittelwert ± SE (IG/PG)	21–65 Jahre	18–53 Jahre
Strichprobengröße	27	75

Anmerkungen. Bei der Stichprobengröße sind ausschließlich Teilnehmende berücksichtigt, die alle Phasen der Studie in vollem Umfang abschlossen haben. SE (Standardabweichung), RCT (randomisiert kontrollierte Studie).

Anhang D

Übersichtstabellen zu den Inhalten der inkludierten Studien

Tabelle D1

Tabellarische Darstellung von Studienmerkmalen der inkludierten Studien

	Studie 5	Studie 6
Titel	Beta-glucan, immune function, and upper respiratory tract infections in athletes	Baker's yeast beta glucan supplementation increases salivary IgA and decreases cold/flu symptomatic days after intense exercise
Autoren	Nieman et al.	McFarlin, Carpenter, Davidson & McFarlin
Studiendesign	RCT doppelblind, placebokontrolliert	RCT zwei Experimente (E1 & E2) E1: placebokontrolliert E2: Cross-Over-Design
Jahreszahl der Veröffentlichung	2008	2013
Aktiv betriebene Sportart	Männliche Radfahrer	Marathonlaufende
Alter der Teilnehmenden in Jahren ggf. Mittelwert ± SE (IG/PG)	21.8 ± 0.9/ 25.0 ± 2.2 Jahre	18–46 Jahre E1: 29–46 Jahre E2: 18–35 Jahre
Strichprobengröße	36	60

	Studie 7
Titel	Pleuran (β-glucan from Pleurotus ostreatus) supplementation, cellular immune response and respiratory tract infections in athletes
Autoren	Bergendiova, Tibenska & Majtan
Studiendesign	RCT doppelblind, placebokontrolliert
Jahreszahl der Veröffentlichung	2011
Aktiv betriebene Sportart	Spitzensportler und Sportlerinnen in verschiedenen Disziplinen
Alter der Teilnehmenden in Jahren ggf. Mittelwert ± SE (IG/PG)	23.6 ± 0.8/ 24.0 ± 0.9 Jahre
Strichprobengröße	50

Anmerkungen. Bei der Stichprobengröße sind ausschließlich Teilnehmende berücksichtigt, die alle Phasen der Studie in vollem Umfang abschlossen haben. SE (Standardabweichung), RCT (randomisiert kontrollierte Studie).

Anhang D

Übersichtstabellen zu den Inhalten der inkludierten Studien

Tabelle D2

Tabellarische Übersicht über das Interventionsdesign der eingeschlossenen Studien

	Studie 1	Studie 2
Ursprung des BG **Handelsname (Hersteller)** **Molekulare Struktur und Löslichkeit** **Darreichungsform** **Dosierung (mg/Tag)** **Einnahmedauer & Einnahmebeginn** **Einnahmezeitpunkt (Tageszeit)**	Hefe-BG (Saccharomyces cerevisiae) Wellmune WGP® (Biothera Health Inc.) IG: unlösliches ß-(1.3)/(1.6)-Glucan Getränk auf Milchbasis (250 ml/Tag) 250 mg 91 Tage – Beginn 45 Tage vor dem Marathonlauf Keine Auskunft zum Einnahmezeitpunkt	Hefe-BG (Saccharomyces cerevisiae) Wellmune WGP® (chemisch verändert) (Biothera Health Inc.) IG: lösliches Hefe-BG Getränk auf Milchbasis (250 ml/Tag) 250 mg 91 Tage – Beginn 45 Tage vor dem Marathonlauf Keine Auskunft zum Einnahmezeitpunkt
Interventionsdesign **Interventionsgruppe (IG)** **Kontrollgruppe (KG)/ Placebogruppe (PG)**	IG2: unlösliches Hefe-BG KG: Placebo	IG: lösliches Hefe-BG KG: Placebo
Untersuchungszeitraum (Interventionszeitraum + ggf. Nachbeobachtungszeitraum [Zeitraum nach Beendigung der Supplementation])	91 Tage, ohne Nachbeobachtungszeitraum	91 Tage, ohne Nachbeobachtungszeitraum
Übungsintervention	Marathonlauf	Marathonlauf
Analyse von Blut- oder Speichelproben (ggf. Form der Probe, Laborparameter, Abnahmezeitpunkt(e), etc.)	✗	✗
Verträglichkeit des Präparats	Jeweils zwei Teilnehmende aus beiden Gruppen berichteten von Nebenwirkungen, darunter Muskelkater, Magenverstimmung, Übelkeit	✗

Anmerkungen. ✗ (Keine Information). BG (Beta-Glucan), IgA (Immunglobulin A).

Anhang D

Übersichtstabellen zu den Inhalten der inkludierten Studien

Tabelle D2

Tabellarische Übersicht über das Interventionsdesign der eingeschlossenen Studien

	Studie 3	Studie 4
Ursprung des BG **Handelsname (Hersteller)** **Molekulare Struktur und Löslichkeit** **Darreichungsform** **Dosierung (mg/Tag)** **Einnahmedauer & Einnahmebeginn** **Einnahmezeitpunkt (Tageszeit)**	Algen-BG (Euglena gracilis) BetaVia™ Complete (Kemin Foods, L.C.) unlösliches ß-(1.3)-Glucan Kapseln 367 mg 90 Tage Morgens, 30 min vor dem Frühstück (nüchtern)	Hefe-BG (Saccharomyces cerevisiae) Wellmune WGP® (Biothera Health Inc.) unlösliches ß-(1.3)/(1.6)-Glucan Kapseln 250 mg/ 500 mg 4 Wochen (**nach** dem Marathon) Morgens, 30 min vor dem Frühstück (nüchtern)
Interventionsdesign **Interventionsgruppe (IG)** **Kontrollgruppe (KG)/ Placebogruppe (PG)**	IG: ulösliches Algen-BG KG: Placebo	IG1: unlösliches Hefe-BG (niedrigere Dosis) IG2: unlösliches Hefe-BG (höhere Dosis) KG: Placebo
Untersuchungszeitraum (Interventionszeitraum + ggf. Nachbeobachtungszeitraum [Zeitraum nach Beendigung der Supplementation])	90 Tage, ohne Nachbeobachtungszeitraum	4 Wochen, ohne Nachbeobachtungszeitraum
Übungsintervention	Keine Übungsintervention, normales Training	Marathonlauf
Analyse von Blut- oder Speichelproben (ggf. Form der Probe, Laborparameter, Abnahmezeitpunkt(e), etc.)	Venöse Blutproben vor und nach der Supplementation Lediglich als Sicherheitsmessung	✗
Verträglichkeit des Präparats	✗	✗

Anmerkungen. ✗ (Keine Information). BG (Beta-Glucan), IgA (Immunglobulin A).

Anhang D

Übersichtstabellen zu den Inhalten der inkludierten Studien

Tabelle D2

Tabellarische Übersicht über das Interventionsdesign der eingeschlossenen Studien

	Studie 5	Studie 6
Ursprung des BG **Handelsname (Hersteller)** **Molekulare Struktur und Löslichkeit** **Darreichungsform** **Dosierung (mg/Tag)** **Einnahmedauer & Einnahmebeginn** **Einnahmezeitpunkt (Tageszeit)**	Hafer-BG (hergestellt zum Zweck der Studie) (GTC Nutrition, Golden, CO) lösliches ß-(1.3)/(1.4)-Glucan 600 ml BG-Getränkepräparat (2x tägl. 300 ml-Dosen) 5.6 g bzw. 5600 mg 18 Tage – 2 Wochen vor bis 3 Tage nach Übungsintervention Morgens und abends vor der ersten und der letzten Mahlzeit (nüchtern)	Hefe-BG (Sacchromyces cerevisiae) (Biothera: The Immune Health Company) unlösliches/lösliches ß-(1.3)/(1.6)-Glucan Kapseln 250 mg E1: 28 Tage **nach** dem Marathon morgens zur Mahlzeit E2: Beginn 10 Tage **vor** Übungsintervention (danach 7 Tage Auswaschphase) mit anschließendem Gruppenwechsel
Interventionsdesign **Interventionsgruppe (IG)** **Kontrollgruppe (KG)/ Placebogruppe (PG)**	IG: lösliches Hafer-BG KG: Placebo Forschungsdesign nach einem Tiermodell modelliert	E1: 3 Gruppen IG1: lösliches Hefe-BG, IG2: unlösliches Hefe-BG, KG: Placebo ➢ Inzidenz von URTI-Symptomen E2: randomisiertes Cross-Over-Design IG: unlösliches Hefe-BG und KG: Placebo ➢ Veränderungen des Speichel-IgA zur Beurteilung der Schleimhautimmunität
Untersuchungszeitraum (Interventionszeitraum + ggf. Nachbeobachtungszeitraum [Zeitraum nach Beendigung der Supplementation])	18 Tage + 2 Wochen Nachbeobachtungszeitraum	E1: 28 Tage, ohne Nachbeobachtungszeitraum E2: 11 Tage, ohne Nachbeobachtungszeitraum
Übungsintervention	Drei Tage in Folge 3 h Fahrradfahren mit 57 % der maximalen Wattzahl	E1: Marathonlauf E2: 1h Radfahren an Tag 11 (nach 10 Tagen Supplementation)
Analyse von Blut- oder Speichelproben (ggf. Form der Probe, Laborparameter, Abnahmezeitpunkt(e), etc.)	Venöse Blutproben vor und nach zwei Wochen Supplementation direkt im Anschluss und 14 h nach Übungsintervention	E2: Speichel-IgA Entnahme vor der Supplemtierung (BASELINE), nach der Supplementierung, vor dem Training (PRE), unmittelbar nach dem Training (POST) und 2 Stunden nach dem Training (2h)
Verträglichkeit des Präparats	Gute Verträglichkeit, keine Gruppenunterschiede bei Magen-Darm-Symptomen	✗

Anmerkungen. ✗ (Keine Information). BG (Beta-Glucan), IgA (Immunglobulin A).

Anhang D

Übersichtstabellen zu den Inhalten der inkludierten Studien

Tabelle D2

Tabellarische Übersicht über das Interventionsdesign der eingeschlossenen Studien

	Studie 7
Ursprung des BG **Handelsname (Hersteller)** **Molekulare Struktur und Löslichkeit** **Darreichungsform** **Dosierung (mg/Tag)** **Einnahmedauer & Einnahmebeginn** **Einnahmezeitpunkt (Tageszeit)**	Pilz (Pleurotus ostreatus) Imunoglukan® (PLEURAN, s.r.o.) unlösliches ß-(1.3/1.6)-Glucan Kapseln 2 Kapseln à 100 mg BG und 100 mg Vitamin C ÷ 200 mg/Tag 3 Monate Morgens, nüchtern
Interventionsdesign **Interventionsgruppe (IG)** **Kontrollgruppe (KG)/ Placebogruppe (PG)**	IG: unlösliches Pilz-BG + Vitamin C KG: Placebo + Vitamin C
Untersuchungszeitraum (Interventionszeitraum + ggf. Nachbeobachtungszeitraum [Zeitraum nach Beendigung der Supplementation])	3 Monate + 3 Monate Nachbeobachtungszeitraum PRE: vor Supplemenationsbeginn POST: nach dreimonatiger Supplementation 3m after POST: im dreimonatigen Nachbeobachtungszeitraum
Übungsintervention	normales Training
Analyse von Blut- oder Speichelproben (ggf. Form der Probe, Laborparameter, Abnahmezeitpunkt(e), etc.)	Venöse Blutproben Phagozytose und NK-Zellen
Verträglichkeit des Präparats	Keiner der Teilnehmenden meldete Nebenwirkungen

Anmerkungen. ***✗*** (Keine Information). BG (Beta-Glucan), IgA (Immunglobulin A).

Anhang D

Übersichtstabellen zu den Inhalten der inkludierten Studien

Tabelle D3

Tabellarische Gegenüberstellung der zentralen Studienergebnisse und deren Interpretation

	Studie 1	Studie 2
Zentrale Ergebnisse	↓ **URTI-symptomatische Tage** (IG: 3.43 ± 6.44 Tage, maximal 27 Tage; PG: 3.84 ± 6.84 Tage, maximal 49 Tage; p = 0.0346) ↓ **Gesamtschweregrad** (IG: 4.52 ± 1.161; PG: 5.6 ± 2.23; p < 0.05) ↓ **Schweregrad** Halsschmerzen und laufende Nase ↓ Verpasste Post-Marathon-Trainingstage (IG: 0-2 Tage; PG: 0-10 Tage; p = 0.0054) ✗ Keinen Unterschied in der Anzahl an verpassten Pre-Marathon-Trainingstagen ✗ Keine Unterschiede in **Anzahl** und **Dauer** der URTI-Episoden	↓ **Symptomschweregrad** Nasenausfluss (p < 0.05)
Zusammenfassung und Interpretation der signifikanten Ergebnisse	➢ Die Supplementation von unlöslichem BG trägt zur Verringerung der **URTI-symptomatischen Tage**, dem **Gesamtschweregrad** und der Anzahl an verpassten Post-Marathon Trainingstagen bei ➢ Die **Inzidenz** und **Dauer** der URTI-Episoden sowie die Anzahl an verpassten Pre-Marathon Trainingstagen blieb von der Supplementation unbeeinflusst	➢ Lösliche und unlösliche BG beeinflussen das belastungsinduzierte Auftreten von URTIs unterschiedlich, wobei das unlösliche BG eine deutlich umfangreichere positive Wirkung zeigte

Anmerkungen. Die Ergebnisse sind immer auf die Interventionsgruppe (IG) im Vergleich zur Placebogruppe (PG) bezogen. Die primären Ergebnisse sind durch Fettdruck hervorgehoben: Inzidenz (Häufigkeit von URTI-Episoden [≥ 2 aufeinanderfolgende Symptomtage]), Dauer (Anzahl an aufeinanderfolgenden URTI-symptomatischen Tage/ Krankheitstage), Schweregrad (Stärke und Ausprägung der Symptome). NKCA (Aktivität der natürlichen Killerzellen), NK-Zellen (natürliche Killerzellen), PMN-RBA (Polymorphonukleare Respiratorische Explosionsaktivität), PHA-LP (Phytohämagglutinin-stimulierte Lymphozytenproliferation, POMS (Profile of Mood States). ↑ **(erhöht)**, ↓ **(verringert)**, ✗ **(kein Effekt)**.

Anhang D

Übersichtstabellen zu den Inhalten der inkludierten Studien

Tabelle D3

Tabellarische Gegenüberstellung der zentralen Studienergebnisse und deren Interpretation

	Studie 3	Studie 4
Zentrale Ergebnisse	↓ **Krankheitstage** (IG: 1.46 ± 1.01; PG: 4.79 ± 1.47 Tage; $p = 0.041$) ↓ **URTI-symptomatische Tage** (IG: 5.46 ± 1.89; PG: 15.43 ± 4.59 Tage; $p = 0.019$) ↓ **Anzahl an URTI-Symptomen** (IG: 12.62 ± 5.92; PG: 42.29 ± 13.17 Tage; $p = 0.029$) ↓ **URTI-Episoden** (IG: 2.62 ± 0.67; PG: 4.79 ± 0.67; $p = 0.032$) ↓ **Gesamtschweregrad** (IG: 17.50 ± 8.41; PG: 89.79 ± 38.92; $p = 0.0499$) ➢ Signifikante Ergebnisse für **Krankheitstage**, **Anzahl an URTI-Symotomen** und **Gesamtschweregrad** bereits nach 30 Tagen Supplementation ➢ Signifikante Ergebnisse für **URTI-symptomatische Tage** und **URTI-Episoden** erst nach 90-tägiger Supplementation	↓ **Inzidenz von URTI-Symtomen** Woche 2: (IG1: 32%; IG2: 24%; PG: 68%; $p < 0.05$) Woche 4: (IG1 & IG2: 8%; PG: 24%; $p < 0.05$) ↑ Erhöhtes subjektives Gesundheitsempfinden beider IG im Vergleich zur PG bereits nach 2 Wochen (IG1: 38% höherer Gesundheitsscore als PG; $p < 0.05$) (IG2: 58% höherer Gesundheitsscore als PG; $p < 0.05$) ↑ Bessere POMS-Bewertung (insb. reduzierte Müdigkeit und erhöhte Vitalität) (IG1: 11%-ige Verbesserung im Vergleich zur PG nach 4 Wochen; IG2: 13%-ige Verbesserung im Vergleich zur PG nach 2 & 4 Wochen; $p < 0.05$)
Zusammenfassung und Interpretation der signifikanten Ergebnisse	➢ Geringere **Inzidenz**, **Dauer** und **Gesamtschweregrad** der URTI-Symptome ➢ Erste signifikante Ergebnisse bereits nach 30 Tagen Supplementation	➢ Signifikante Reduktion der **Inzidenz** von URTI-Symptomen bereits nach 2 Wochen in beiden IG ➢ Verbesserter allgemeiner Gesundheitsstatus in beiden IG bereits nach 2 Wochen ➢ Positiver Einfluss auf den Stimmungszustand in IG2 bereits nach 2 Wochen, in IG1 erst ab 4 Wochen ➢ Bei höherer Dosierung scheinen die positiven Effekte früher und in einer stärkeren Ausprägung aufzutreten

Anmerkungen. Die Ergebnisse sind immer auf die Interventionsgruppe (IG) im Vergleich zur Placebogruppe (PG) bezogen. Die primären Ergebnisse sind durch Fettdruck hervorgehoben: Inzidenz (Häufigkeit von URTI-Episoden [≥ 2 aufeinanderfolgende Symptomtage]), Dauer (Anzahl an aufeinanderfolgenden URTI-symptomatischen Tage/ Krankheitstage), Schweregrad (Stärke und Ausprägung der Symptome). NKCA (Aktivität der natürlichen Killerzellen), NK-Zellen (natürliche Killerzellen), PMN-RBA Polymorphonukleare Respiratorische Explosionsaktivität), PHA-LP (Phytohämagglutinin-stimulierte Lymphozytenproliferation, POMS (Profile of Mood States). ↑ **(erhöht)**, ↓ **(verringert)**, ✗ **(kein Effekt)**.

Anhang D

Übersichtstabellen zu den Inhalten der inkludierten Studien

Tabelle D3

Tabellarische Gegenüberstellung der zentralen Studienergebnisse und deren Interpretation

	Studie 5	Studie 6
Zentrale Ergebnisse	✗ Keine signifikanten Unterschiede bezüglich der **URTI-Inzidenz** während des zweiwöchigen Nachbeobachtungszeitraums (IG: 9/19 bzw. 47%; PG: 6/17 bzw. 35%; p = 0.693) ✗ Keine signifikanten Unterschiede bezüglich der durchschnittlichen **Anzahl an Krankheitstagen** während des fünfwöchigen Beobachtungszeitraums (IG: 3.9 ± 0.7; PG: 3.7 ± 0.6; p = 0.786) ✗ Keine Unterschiede in Immunparametern (NKCA, T-Zellfunktion, NKC, PMN-RBA, PHA-LP, Plasmazytokinspiegel, etc.)	E1: ↓ **Anzahl an URTI-symptomatischen Tagen** (IG1: 3.5 ± 0.8 Tage; IG2: 3.5 ± 0.6 Tage; PG: 5.8 ± 0.6 Tage; p = 0.026) ✗ Keine Gruppenunterschiede in der POMS-Bewertung zur Beurteilung der psychischen Gesundheit E2: ↑ Speichel-IgA-Anstieg 2 Stunden nach dem Training (IG: 32 %-iger Anstieg im Vergleich zur PG; p = 0.048)
Zusammenfassung und Interpretation der signifikanten Ergebnisse	➢ Keinen positiven Effekt auf die URTI-**Inzidenz** und **Dauer** ➢ Keinen Einfluss auf belastungsinduzierte Immunsuppression	➢ Reduzierung der **Dauer** und **Inzidenz** von URTI-symptomatischen Tagen unabhängig von der Löslichkeit des Supplements (E1) ➢ Verbesserte Schleimhautimmunität durch Reduktion der belastungsinduzierten physiologischen Unterdrückung des Speichel IgA 2 Stunden nach dem Training (E2) ➢ Positiver Effekt der BG-Supplementation unabhängig, ob die Einnahme vor oder erst nach einer anstrengenden Trainingseinheit erfolgte (E1 & E2)

Anmerkungen. Die Ergebnisse sind immer auf die Interventionsgruppe (IG) im Vergleich zur Placebogruppe (PG) bezogen. Die primären Ergebnisse sind durch Fettdruck hervorgehoben: Inzidenz (Häufigkeit von URTI-Episoden [≥ 2 aufeinanderfolgende Symptomtage]), Dauer (Anzahl an aufeinanderfolgenden URTI-symptomatischen Tage/ Krankheitstage), Schweregrad (Stärke und Ausprägung der Symptome). NKCA (Aktivität der natürlichen Killerzellen), NK-Zellen (natürliche Killerzellen), PMN-RBA Polymorphonukleare Respiratorische Explosionsaktivität), PHA-LP (Phytohämagglutinin-stimulierte Lymphozytenproliferation, POMS (Profile of Mood States). ↑ **(erhöht)**, ↓ **(verringert)**, ✗ **(kein Effekt)**.

Anhang D

Übersichtstabellen zu den Inhalten der inkludierten Studien

Tabelle D3

Tabellarische Gegenüberstellung der zentralen Studienergebnisse und deren Interpretation

	Studie 7
Zentrale Ergebnisse	↓ **Inzidenz von URTI-Symptomen** Auftreten von URTI-Symptomen nach 3 Monaten (IG: 12 %; KG: 84 %; p < 0.001) Anzahl an URTI-Episoden während des Supplementierungszeitraums (IG: 65; PG: 117; p < 0.001) Änderung der Phagozytoseaktivität in % Stabiler Phagozytoseprozess in IG und siginifikant reduzierte Phagozythose in KG (p < 0.001) Signifikanter Unterschied in der Phagozytoseaktivität zwischen IG udn PG (POST) Anzahl an zirkulierenden NK-Zellen ↑ Signifikant erhöhte Anzahl an NK-Zellen zu den Zeitpunkten POST und 3m after POST in IG im Vergleich zu PRE (p < 0.001) ✗ Keine Änderung der Anzahl an NK-Zellen über 6-monatigen Stuienzeitraum in PG
Zusammenfassung und Interpretation der signifikanten Ergebnisse	➢ Reduzierte **Inzidenz** von URTI-Symptomen ➢ Nachhaltiger Effekt der BG-Supplementation in Form einer erhöhten Anzahl der zirkulierenden NK-Zellen ➢ Verminderte belastungsinduzierte Immunsupression in Form einer stabilen Phagozytoseaktivität

Anmerkungen. Die Ergebnisse sind immer auf die Interventionsgruppe (IG) im Vergleich zur Placebogruppe (PG) bezogen. Die primären Ergebnisse sind durch Fettdruck hervorgehoben: Inzidenz (Häufigkeit von URTI-Episoden [≥ 2 aufeinanderfolgende Symptomtage]), Dauer (Anzahl an aufeinanderfolgenden URTI-symptomatischen Tage/ Krankheitstage), Schweregrad (Stärke und Ausprägung der Symptome). NKCA (Aktivität der natürlichen Killerzellen), NK-Zellen (natürliche Killerzellen), PMN-RBA Polymorphonukleare Respiratorische Explosionsaktivität), PHA-LP (Phytohämagglutinin-stimulierte Lymphozytenproliferation, POMS (Profile of Mood States). ↑ **(erhöht)**, ↓ **(verringert)**, ✗ **(kein Effekt)**.

Carolin Marie Keller

Beta-Glucan im Sport

Beta-Glucan-Supplementation zur Prävention von
oberen Atemwegsinfektionen bei gesunden erwachsenen
Ausdauersporttreibenden

Eingereicht am 19.06.2023 zur Erlangung des akademischen
Abschlusses Bachelor of Science an der Hochschule Fresenius

ISBN: 978-3-944592-29-9
1. Auflage 2024

Bibliographische Information der Deutschen Nationalbibliothek
Die Deutsche Nationalbibliothek verzeichnet diese Publikation in der
Deutschen Nationalbibliographie; detaillierte bibliographische Daten
sind im Internet über http://dnb.d-nb.de abrufbar.

www.eubiotika-verlag.de

Bildnachweis:
Umschlag – Hefezelle: ©shutterstock.com - Aldona Griskeviciene

Printed in Germany